KB150546

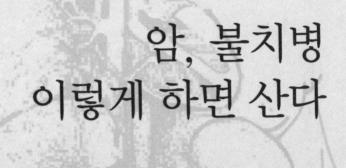

암, 불치병
이렇게 하면 산다

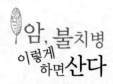

암, 불치병
이렇게 하면 산다

초판 1쇄 인쇄 | 2007년 5월 10일
초판 1쇄 발행 | 2007년 5월 15일

엮은이 | 곽종환
펴낸이 | 진성옥 · 오광수
펴낸곳 | 꿈과희망
디자인 · 편집 | 김창숙, 박희진
마케팅 | 이복자, 이창원
인 쇄 | 보련각(김영선)
출판등록 | 제1-3077호

주소 | 서울특별시 용산구 원효로 1가 119-9
전화 | 02)2681-2832
팩스 | 02)943-0935
http://www.dreamnhope.com
e-mail | jinsungok@empal.com

ISBN | 978-89-90790-59-0 03510
값 9,000원

암, 불치병 이렇게 하면 산다

곽종환 엮음

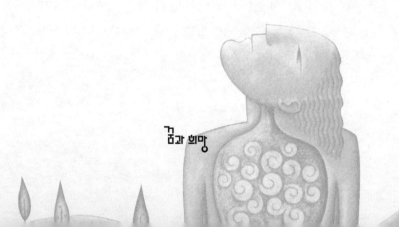

꿈과 희망

병이 두려워하는 환경을 만들자

생노병사! 인간이 태어나서 늙고 병들어 죽는 이 과정은 어느 누구도 피할 수 없는 삶의 과정이다. 모든 사람이 거쳐가는 과정이지만 사람마다 진행 과정과 그 정도가 다르다. 특히 같은 병에 걸려도 누구는 건강하게 사는가 하면 누구는 예상치 못하게 삶을 마감하는 경우가 있다.

사람 사는 모습이 제각각이듯 질병을 치유하는 모습도 모두 같을 수가 없다. 사람마다 신체적 조건이 다르고 체질이 다르기 때문에 같은 치료법을 사용했다고 해도 같은 결과가 나오는 것은 아니다.

문명이 발달하고 과학이 발달하면서 사람의 수명도 길어지고 있다. 불로초를 찾아다니지 않아도 의술의 발달이 우리 생명을 지켜주고 있는 것이다. 난치병이나 불치병의 영역은 점점 좁아지고 모든 질병은 의사들 앞에서 고개숙이고 있다.

이렇게 의학이 발달하고 수명이 길어지는 세상에 살면서도 우리는 예상치 못한 질병의 공격에 긴장하지 않을 수 없다. 언제 어디서 우리를 공격해 올지 모르는 세상을 살아가고 있다. 심지어 첨단의학으로 무장한 시대를 살면서도 치료가 되지 않아 불치병이나 난치병이라는 이름이 붙은 질병들이 있다. 요즘 의학계에서 어려움을 겪고 있는 것 중의 하나가 내성이 생겨 점점 강한 성분의 약을 쓰게 되고 처음에 잘 듣던 치료법으로는 치료가 어려워지고 있다는 점이다.

모든 사람이 질병에 걸리지 않고 건강하게 살면 그보다 좋은 게 어디 있겠는가. 그러나 삶의 과정 속에서 크고 작은 병에 걸릴 수밖에 없다면 가능한한 질병이 발붙이지 못하게 환경을 바꾸는 것이 무엇보다 중요하다.

질병을 퇴치하는 방법에는 수술, 약, 주사 등으로 질병의 원인을 찾아내어 없애는 방법과 질병이 우리 몸에 발붙이지 못하도록 환경을 만들어주는 방법 등이 있다. 이런 방법들이 함께 이루어지면 우리는 건강한 생활을 할 수 있을 것이다.

병에 걸려 투병생활로 고생하는 사람들을 보면서 어떻게 하면 건강한 삶을 찾을 수 있을까 고민하다 김도평 회장의 건강을 되찾은 방법을 접하게 되었다.

이 책은 직장암에 걸려 3개월 시한부 판정을 받은 후 암 투병 중 병원치료를 중단하고 자연요법으로 병을 극복하고 전국의 많은 암환자, 난치병 환자들의 건강을 찾는 데 노력한 한국자연치유요법학회 회장을 역임한 김도평 회장의 체험담과 그분이 직접 연구한 유황을 섭취한 오리와 식품으로 암을 극복하는 건강생활법과 자연건강법을 알려주고, 질병이 발붙이지 못하도록 환경을 만들어주는 대체요법과 자연요법 등을 소개하고 있다.

이 책을 읽고 난치병으로 고생하는 수많은 환자들이 건강을 되찾고, 많은 사람들이 질병에 걸리지 않고 즐겁고 건강한 생활을 할 수 있기를 바란다.

__곽종환

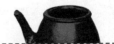

■제2부■ "발길을 돌렸더냐?"

■제3부■ 인체자연치유학

1장__ 질환별 특성

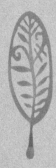

의학의 괄목할 만한 성공에도 불구하고 현대 의학이라는 거대한 건물은 그 유명한 피사의 사탑처럼 약간 균형이 기울어져 있다. 우리가 얼마나 물에 의존하고 있고 의사들이 얼마나 쉽게 우리 병에 대해 마치 만병통치약처럼 약을 처방하는지 끔찍스럽기만 하다.

—찰스

제1부

"평화의 길을 알았더냐?"

1장
암 극복의 믿음을 주었던 사례들

강의 범람이 흙을 파서 밭을 일구듯이, 병은 모든 사람의 마음을 파서 갈아준다. 병을 올바르게 이해하고 그것을 견디는 사람은 보다 깊게, 보다 강하게, 보다 크게 거듭난다. 설령 병에 걸렸다 하더라도, 그것을 통해 교훈을 얻도록 하자. 오히려 그것을 밑거름으로 하여 더 나은 미래를 경작하자.

— C. 힐티

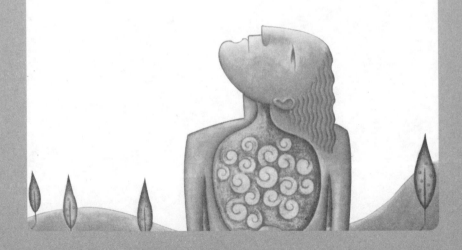

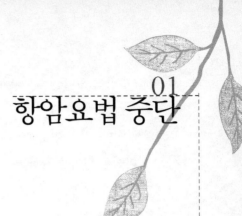

항암요법 중단

3개월 동안 18번의 항암주사를 투입한 후, 김도평 회장은 더 살고 싶다는 의지를 잃기 시작했다. 그래도 그 전에는 기필코 암을 이겨내서 기적처럼 살아났다고 외치고 싶었는데, 어느 날부터인가 기적은 김회장과는 상관없는 남의 일처럼 느껴졌다.

머리카락이 빠지고 살갗이 벗겨지고 얼굴이 새카맣고 기력이 없어 몇 걸음 걸으면 주저앉는 것 따위가 겁이 나서 그런 것은 결코 아니었다. 모두 참을 수 있는데 단 한 가지 더 이상 버틸 힘이 없었다.

아픔의 자리에는 항상 그분 혼자뿐이었다. 사업 부진으로 돈도 바닥났고, 이혼한 지 몇 달 안 되어 아내도 없었고, 아이들은 군대에 갔거나 먼 지방대학교에 다니고 있었다. 몸과 마음이 모두 지쳐 있었다.

그런 와중에 의사는 환자의 몸에 항암주사를 계속 찔러대며 앞으로도 18번의 주사치료와 1개월의 방사선 요법을 더 해야 한다고 했다. 그러나 그렇게 고된 치료를 하고도 3년 정도 살 수 있는 확률이 고작 60%에 불과하다고 했다.

참으로 기막힌 이야기였다. 1년에 10만 명의 새로운 암환자가 생기는데 모든 암환자가 의사 말대로 60% 생존 가능성으로 풀이된다면, 6만 명에 속할 가능성도 있지만 나머지 4만 명에 해당되어 속수무책으로 죽을 수밖에 없다는 점이 너무나 어처구니가 없었다(물론 말기암은 살 확률이 30%도 안 된다).

그날도 S병원의 로비로 무거운 발걸음을 옮기고 있었다. 방금 전 의사에게 더이상 항암 치료를 받지 않겠다고 통보하고 내려오는 길이었기에 그는 절망감으로 가득 차 있었다.

돈도 없는 그에게 의사는 "내일부터 방사선 치료와 항암 치료를 한 달 간 함께하세요."라고 말하였다. 그가 "방사선 치료비는 얼마나 듭니까?" 하자 의사는 "정확히는 모르지만 대략 천만 원 정도 들 것입니다." 하고 말하였다. 그동안 항암 치료에 들인 돈도 힘겨웠는데 천만 원이 뉘 집 개 이름도 아니고…….

그러나 의사는 돈 걱정은 눈곱만치도 염려해 주는 기색도 없이 "4개월째는 그렇게 하고 5~6개월째는 항암 치료만 하면 됩니다."라고 말하였다. 그러나 그렇게 해도 3년 살 수 있는 확률이 60% 밖에 안 된다니 기막힌 일이 아니겠는가!

그는 의사에게 "선생님! 그러면 지금부터 치료를 중단하면 어떻게 되지요?"라는 우문 중에 우문을 하였다. 그랬더니 의사는 "3년이 아니라 3개월도 장담할 수 없습니다. 알만한 분이 왜 그리 답답하세요! 지금 이렇게 한가할 때가 아니에요." 하며 그를 쳐다보지도 않고 말을 내뱉았다. 그리고 옆의 간호사에게 무언가 지시를 하였다.

그는 곧 더 이상의 치료는 거부하겠다고 말하고 의사는 그렇게 하면 얼마 살지 못한다고 설득하였다. 그러나 그의 단호함에 의사는 한 달 후 검사를 다시 해 보고 암이 더 퍼져 있으면, 그때는 자기 말을 들으라고 하며 대기환자를 들어오게 하였다.

그래서 김회장은 죽은 사람처럼 로비를 걷고만 있었다.

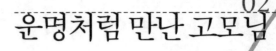

운명처럼 만난 고모님

그때였다. 누군가 등 뒤에서 그의 이름을 불렀다. 뒤를 돌아보니 둘째 고모였다.

둘째 고모는 여호와증인 신자여서 제사 때마다 참석하지 않아 15년 간 만나지 못했는데 병원 로비에서 만난 것이다.

고모는 대뜸 "자네 암이야? 걱정 말게. 나도 위암 말기였는데 유황오리 먹고 수술도 항암도 방사선도 안하고 이렇게 건강하네. 오늘도 6개월에 한 번씩 검사가 있어 계속 이상이 없는지 확인하러 왔는데 아무 이상이 없다고 하네. 자네도 진짜 유황오리만 먹으면 살 수 있으니 걱정하지 말게."라고 하였다.

둘째 고모의 말씀이 죽음 속으로 들어가던 그의 생명을 희망의 삶 속으로 이끌어주었고, 건강을 되찾게 해주었다.

03
소백산 자락에 생명을 담고

    그 날부터 그는 암을 극복한 사람들과 암 전문의들이 저술한 책, 자연요법에 관련된 책들을 읽어 나가기 시작했다. 모두 공감할 수 있는 이야기였다.

    그러나 어떤 부분은 도저히 실천하기 어려운 희귀한 방법들이었고 때로는 전혀 검증이 안 된 방법들도 있었다.

    그때 다시 인산(仁山) 김일훈 선생의 「신약(神藥)」을 읽기 시작했다. 거기에는 선생이 한평생 유황오리를 주원료로 하여 수많은 암환자, 난치병, 성인병 등의 불치병 환자들을 고친 얘기가 가득했다.

    병원에서 만난 고모님 얘기와 일치하는 사례가 많았다. 그는 그 책을 읽은 후부터 충청도 소백산 자락으로 들어가 쓰러져 가는 민가를 빌렸다. 그리고 그 날부터 새끼오리를 사다가 유황을 주면서 키우기 시작했다. 그렇게 12마리의 병아리 사육이 김회장의 유황오리 사육의 첫걸음이었다.

04

계속된 불운

진짜 유황을 철저히 먹인 유황오리를 찾았으나 그것은 참으로 어려웠다. 유황오리 식당은 많았지만 전국 어디에나 1~2회 정도 유황을 먹인 오리를 사용하는 곳이었다.

업자들은 유황오리 한 마리를 8천~9천 원 가격에 식당으로 납품을 한다. 그런데 아무리 유황에 강한 오리라 할지라도 3~4회 먹일 때부터 오리가 버텨내지 못하고 죽거나 사료 값과 인건비가 비싸 장시간 유황 오리를 사육하면 할수록 수지가 맞지 않는다고 한다. 한마디로 유황이 우비 입은 오리의 몸을 스쳐 지나가는 꼴이다.

그래서 직접 기르기 시작하였다. 그는 유황오리가 성장하는 동안에도 유황오리 사육법을 연구하였다. 시간이 흐르면서 스스로도 자신이 생겨 오리의 수를 늘려 나가기 시작했다.

한편으로 야채스프, 현미쌀 차, 버섯, 약초요법도 병행하였다. 또 급한 김에 1개월 정도 유황을 먹인 오리 몇 마리를 끓여 먹기도 하였다.

그리고 드디어 운명의 시간이 찾아왔다. 김회장은 의사와 약속한 한 달이 되어 검사를 했는데 암은 더 이상 확산되지도 줄지도 않은 상태였다. 그 전날 그는 의사를 만나러 가는 것에 대한 두려움으로 한 시간도 잠을 잘 수 없었다. 만약 암이 더 확산되있다면 어떻게 해야 하나? 그때

19

는 정말 방법이 없겠다는 생각이 들었다. 정말이지 죽을 수밖에 없었다. 그런데 병세가 멈추었다니, 그때의 기분은 '암세포야! 고맙다. 고마워'라고 외치고 싶을 정도였다.

충청도 소백산 자락으로 돌아온 김회장은 더 열심히 각종 한방도서와 자연요법에 관련된 책들을 읽으면서 연구하였고 오리도 열심히 키웠다.

그러던 어느 날 오리 사육장을 찾은 그는 온몸이 무너지는 충격을 받았다. 여기저기에 수많은 오리가 작은 산을 이루며 죽어 있었다. 그때 300여 마리를 키우고 있었는데, 그 절반이 죽은 것이다.

유황을 먹이다 보면 오리 등에 난 털이 모두 뽑히곤 한다. 그리고 털 뽑힌 등이 겨울의 찬 기운과 눈비를 맞으면 오리는 급격히 체온이 떨어지고 결국 폐사하게 된다. 이러한 현상은 나중에 2천 마리로 늘어난 유황오리 농장에서 또 다시 발생하였다. 관리인이 눈이나 비가 오기 전이나 비가 올 때는 유황사료를 주지 말아야 한다는 기본 지침을 따르지 않았기 때문에 생긴 재앙이었다.

그동안 없는 돈에 공들여 몇 개월씩 키운 유황오리가 죽는 것을 지켜만 봐야 한다는 게 김회장은 안타까웠다. 마치 유황오리가 죽는 것이 꼭 자기 자신이 죽는 것 같았다.

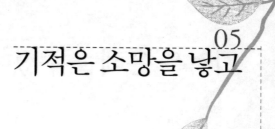

기적은 소망을 낳고

또 약속한 두 달이 되어 서울에 있는 병원에 갔다. 마치 도살장에 끌려가는 소의 심정이 이럴까 하는 생각에 김회장은 발걸음이 무거웠다.

미리 CT촬영, 피검사, X-RAY 촬영을 하였다. 그는 그때나 지금이나 담배를 피우고 있고, 암이 직장암이라 간, 폐로 전이되기 때문에 꼭 X-RAY 검사를 하라고 의사는 말하였다.

그리고 다음날 의사를 만났다. 의사는 고개를 갸웃거리며 말하였다.

"다른 병원에 다니는 것은 아니지요? 그런데 암 종양이 줄어들고 있어요. 참 이런 것을 기적이라고 하는가 보네요."

김회장은 이미 임파선과 소변줄에 전이가 되었으리라 판단하고 있었다. 그런데 기적이라니……. 의사의 말이 믿기지 않았다. 병원 문을 나서는데 입에서는 계속 "감사합니다. 감사합니다."가 터져 나왔고 눈물이 흘러 내렸다.

06 기적은 은혜를 주셨다

소백산 자락 앞, 집에 도착하자 단양 5일장에서 2만 원을 주고 산 예쁜 강아지 두 마리가 그를 반겨주었다.

서울로 올라갈 때 만약 암 덩어리가 커졌거나 다시 여러 곳으로 전이가 되었다면 자살하고 말겠다는 마음을 먹고 떠났었다.

농촌이기에 하루를 마감하고 잠자리에 드는 것이 다른 곳보다 빠르다. 8시가 넘으면 한밤중이어서 불이 켜진 집도 없다. 그는 집 앞 개울턱에 앉아 양 무릎에 강아지를 앉히고 밤하늘 아래서 울기만 하였다. 자기 자신이 왜 이렇게 되었는지 생각하면 가슴이 미어졌다.

평소에 어머니는 그에게 "너무 정이 많으면 사람 때문에 많이 다친다."고 하셨는데……. 그래도 지금까지 남을 도와 주는 일에 앞장서며 살았는데, 왜 이렇게 되었지 생각하면 할수록 눈물이 흘렀다.

다음 날부터 그는 더 정성 들여 오리를 키우고 책을 읽어가며 약재를 끓여 먹고 쉴 틈 없이 일을 했다. 그리고 잠자리에 들면 베개에 머리를 붙이는 순간 깊은 잠에 빠져 들었다.

3개월 후, 다시 서울로 올라왔다. 이번에는 예전과 달랐다. 동네 분들에게도 "암 다 나으셨군요."라고 인사를 받은 적이 한두 번이 아니었고 성당에 가면 신부님과 수녀님이 "아이구, 우리 형제님 이제 완치되신 것 아니에요? 혈색도 좋고 근력도 좋아 보이는 걸요."라고 하였다. 격려인지 위로인지는 몰라도 기분은 괜찮았기에 발걸음이 얼마나 가벼웠는지 모른다.

병원에서 1시간을 기다리고 김회장 차례가 되어 의사를 만났다. "축하합니다. 이젠 안심해도 되겠습니다. 지금 상태로는 좋아요. 앞으로 6개월마다 검사 받고 지금 상태만 유지하도록 하세요. 고생 많았습니다."

이 얼마나 듣고 싶었던 얘기인가! 병원 앞 주차장에 세워둔 차가 눈에 보이지 않았다. 김회장 눈에는 눈물이 마냥 흐르고 있었다. 주일날 성당에 가서 감사기도를 하고 돌아서는데 수녀님이 다가와 조심스럽게 "안 좋은 일 있으세요?" 하며 눈치를 살폈다. 그가 "1차 완치되었습니다."라고 말하자 수녀님은 마치 본인의 일인 것처럼 기뻐하며 신부님께 알린다고 뛰어가셨다.

신부님도 축하해 주시며 "형제님이 드신 유황오리 엑기스 좀 구할 수 없을까요? 사실 제 아버지가 위암이신데 드시면 좋겠지요?"라고 말하였다. 그러자 수녀님도 "저희 어머니도 요즘 항암 치료 받고 계세요. 형제님 부탁드려요."라고 하였다.

그래서 집에 돌아온 김회장은 목욕 재계를 하고 정성껏 약을 달여 갖다 주었다.

그런데 소문은 소문을 낳았다. 여기저기서 약을 해 달라고 전화가 오기 시작했다. 남대문 시장에서 장사하다가 암 투병중인 분, 간경화로 휴학중인 학생, 전립선으로 고생하는 교장 선생님, 중풍으로 고생하고 있는 전직 경찰서장 등 많은 사람들이 그를 찾았다. 그렇게 나날이 유황오리 숫자가 줄어갔다.

호사다마라고 할까? 거의 매일 택배회사에서 아침마다 약재를 실어

가는 것을 눈여겨 본 옆집 사람이 군청과 경찰서에 무허가로 약재를 끓인다고 고발을 한 것이다.

김회장은 군청에서 나온 사람들에게 설명하고 경찰서에 찾아가 진술을 하고 손도장까지 찍고 나왔다. 군청에서 나온 공무원은 아무리 돈 안 받고 좋은 마음에 만들어 보내는 것이라 해도 법을 어긴 것이니 즉시 폐쇄하라고 했다. 그리고 고발 민원인이 있어 행정처분을 안 할 수 없다고 했다. 읍내 경찰서에서도 똑같은 말을 했다.

"옆집 아저씨와 술도 마셔주고 그러지 그랬어요! 아무튼 안 됐지만 일단 검찰에 진정서를 냈으니 검사께 선처를 부탁하세요. 사정이야 알지만 어쩔 수 없습니다." 그러면서 오히려 통사정을 하였다.

결국 검찰에서는 기소유예 처분을 내렸다. 정말 더 이상 그곳에 살고 싶지 않았다. 짐을 챙기고 남은 오리를 트럭에 싣고 경기도 남양주 산골로 들어갔다.

그때부터 정식으로 허가도 받고 본격적으로 약을 끓이기 시작했다. 불치병과 난치병에 대안이 없던 환자들의 주문이 폭주했기 때문이다. 처음에는 망설여졌지만 그들의 절박한 심정을 누구보다 잘 알고 있는지라 내 병 나았으니 '모르겠소!' 라고 할 수는 없었다.

지금도 그렇지만 김회장은 돈을 벌겠다는 생각은 없다. 돈을 벌려면 10여 년 해 온 건설업을 해야 큰 돈을 벌 것이다. 약재를 끓여 부자 되었다는 사람 못 봤기에 솔직히 처음엔 꼭 하고 싶은 일은 아니었다.

다만 공기 탁한 서울에는 가고 싶지 않은데다 본인이 만들어 준 유황오리 엑기스를 복용하고 병이 나은 환자들을 보는 기쁨에 계속할 수 있었다.

기적의 은혜를
나누고 싶다

　그동안 김회장도 심신이 지칠 대로 지쳐 있었다. 처음엔 한두 달 밖에 안 남았다는 사람들이 5개월이 지나고 8개월이 지나도 버젓이 살아, 약재를 찾을 때의 감격을 어디에 비교하겠는가? 더구나 그들이 10개월이 되어 "이제 건강을 찾았습니다. 평생 은혜를 잊지 않겠습니다."라고 할 때의 기분은 정말이지 다시 살아나는 기분이었다.

　부산, 제주, 거진, 속초, 군산, 대전, 목포, 광주, 영덕, 울산, 대구, 예천, 의정부, 한산, 인천, 수원 등 전국의 크고 작은 도시, 읍, 면에서 참 많이도 주문을 하였다.

　관절, 중풍, 간질, 피부 아토피, 남녀의 성기능 장애, 간경화, 간암, 천식, 췌장암, 대장암, 폐암, 귀울림, 치매, 신장투석환자, 담낭환자, 당피세포암, 유방암, 난소암, 자궁경부암, 근육무력증환자, 골다공증, 뇌졸중, 고혈압, 혈액순환장애자, 생리불순, 요통, 방광암, 전립선암, 갑상선, 임파선암, 악성변비 및 설사환자, 심지어는 성장발육 미진아를 둔 부모들로부터 소개에 소개를 받아 주문이 폭주하였다. 유황오리와 버섯약초를 끓이고 환자를 상담하고 농장 관리하고 약초를 사러 강원도로 충청도로 다니고 그야말로 녹초가 되었다.

　또 어느 때는 이러다가 암이 재발되면 내 자신은 누가 고쳐주지 하고

25

생각하다 눈앞이 캄캄해지기도 하였다.

20대 후반 5년간 제약회사 업무를 보았던 경험 덕분인지, 외할아버지가 한약방을 하셨던 유전적 경험이 있었기 때문인지, 아니면 성모님, 천주님이 목숨을 살리고 대신 너도 네 생명처럼 남들을 살려야 한다는 운명을 주셨는지는 몰라도, 김회장이 만든 엑기스는 신통하다 못해 기적이라고들 하였다.

때때로 왜 유황오리 엑기스가 이런 기적을 낳는지 생각해 보면 답이 안 나온다. 어떤 분은 김회장이 명의라고 하고, 또 어떤 분은 그에게 큰일을 같이 해 보자고 제안하였다. 그 때마다 그는 성모님께 감사의 기도를 했다.

암선고를 받고 강동에 있는 큰 병원에 입원하여 수술날을 기다리다 추석을 맞이하였을 때였다. 김회장은 집에 다녀와서 수술을 하겠다고 하고서 어머님 댁에 갔다.

그런데 그날 밤 그는 거울 속에 비친 본인의 흉물스럽고 추한 모습에 질려 숨죽여 울었다. 그는 방배성당 성모상 앞에 술에 취해 엎드려 기도했다.

"성모님! 정말이지 살고 싶습니다. 우리 신부님은 암판정을 받고도 그날로 퇴원하여 오직 성당을 짓는 일에만 매달렸는데, 저번에 성당 마당에서 칠순 잔치국수를 드시게 해주셨지 않으십니까? 암판정을 받고도 항암 치료 한 번, 수술 한 번 안 하고도(그 뒤 단 한 번도 암치료를 받지 않으셨다고 한다) 몇 년을 더 사시면서 성당만 3번째 지으신다고 하셨습니다. 저도 건강만 회복되면 예전에 나환자 동네에 도서관을 지어주었던 것보다 열 배, 백 배의 정성과 돈을 쏟아 부어 사람들을 도우며 살아갈 테니 제발 살게 해주세요."

간절하게 기도를 해서 이런 기적이 있는 것이 아닌가 싶어질 때가 많았다. 아무튼 기적의 은혜는 나누는 것이 좋다고 생각한 김회장은 그 어떤 건강한 사람보다 열심히 일했다. 주변 사람들은 많이 만류했다. 제 몸 있고 남 있는 것이지 제 몸 없으면 무슨 필요가 있느냐고 한 마디씩 하였다.

말이야 맞는 말이지만 그 말을 따르기에는 이미 너무 깊숙한 곳에 와 버렸다는 생각이 들었다.

새벽 3시에도 전화벨이 울린다. 말기 암환자의 가족 전화이다.

"선생님! 지금 이러이러한 상태인데 이럴 때는 어떻게 하면 좋습니까?"라고 물어 온다. 상대방의 급한 목소리에 정신을 차려 응급조치 얘기를 해준다. 그러면 그 분은 고맙다면서 전화를 끊고 김회장은 시계를 본다. 4시경 일 때가 한두 번이 아니었다. 그 시간에 종합병원 전화 번호를 알고 있는 환자도 없었겠지만, 그의 경험과 지식이 절박한 그 분들께는 크게 도움이 되었다.

부종복수와 옆집 할머니

김회장은 그동안 유황오리를 끓이면서 웬만한 병에 대한 대처 방법에는 자신이 생겼다. 그러나 말기암 환자들의 부종복수에 대해서는 여러번의 시행착오가 있었다.

답답하여 경동시장에 있는 한의원에 들러 묻거나 친지 한의사나 양의사들에게 물어보면 그들의 대답은 한결 같았다. 한의사는 병원(양의사)에 데려 가라고 이야기했고, 병원에서는 주사기로 물 빼는 것 말고는 방법이 없다고 하였다. 그러나 그때마다 배에 물이 차고 손발이 통통 부어오르는 것 같았다.

그러던 어느날 그는 옆집 할머니가 사람들의 부축을 받으며 집으로 들어가는 모습을 보았다. 동네 분들의 얘기도 들렸다.

"작년에 아들이 농약을 먹고 자살한 뒤 저 노인네가 식음을 전폐해 간경화가 되더니만, 복수가 차서 이제 얼마 못 산다고 병원에서 퇴원했대! 자식들이 초상 치를 준비 하는가 보더라고!"

순간 그는 온몸이 전기로 감전된 듯했다.

'저 노인네를 살리자! 내가 복수를 빼보자!'

지금 생각하면 참 엉뚱한 욕심인데 그때는 그게 아니었다. 그는 할 수 있을 것 같았다.

며칠 동안 책을 뒤적이고 기도하며 끓인 버섯, 약초, 유황오리 혼합물을 할머니께 드리고 돌아왔다.

그 뒤 할머니는 건강을 회복하여 여름 내내 자신이 직접 기른 고추, 상치는 물론 가을에는 큰 늙은 호박, 찹쌀 등 참 많이도 가져다 주셨다.

김회장은 새벽 3~4시 사이에 잠을 자니 아침 9시가 넘어야 일어난다. 아침에 현관문을 열고 조간 신문을 집어들려고 고개를 숙이면 언제나 문 옆에는 할머니가 가져다 놓은 야채, 찹쌀, 호박, 가지 등이 있었다.

할머니의 부종복수를 해결하고 나니 전국의 부종복수 환자들이 김회장을 찾아오기 시작하였다.

제주도 생활

그동안 살았던 남양주시 수동면은 대기 오염이 심각한 서울을 지척에 두고 있었지만, 김회장이 운영하고 있던 〈 참 좋은 생명의 집〉 건물 뒤에는 계곡에서 내려온 물이 큰 시내를 이루어 장관이었다. 그리고 가까운 축령사의 숲 냄새 또한 아주 향기로웠다.

그러나 끊임없이 찾아오는 많은 환자들에게 한 번에 3~4시간씩 2~3회 강의하고 상담을 하고 약재 앉히고 짜고 농장 관리하고 손님 관리하다 보면 정말 몸이 열 개라도 부족했다. 또한 새벽까지 전국 각지에서 얼마나 많은 전화가 걸려오는지 너무 피곤하고 힘이 들었다.

이런 상황에서 남양주에 많은 아파트가 들어섰고 자연스럽게 땅값이 올랐다. 그리고 여러 경로를 통해 오리를 키우지 못하게 하겠다며 압박을 가해와 김회장은 견디기가 더 어려웠다.

그러던 중에 제주도의 K신부님과 여러 사람들에게 약재를 보냈었는데 모두 건강을 많이 회복했다고 한 번 놀러 오라는 소식이 왔다.

김회장은 제주도를 방문하였다. 그러나 그가 찾은 제주도는 옛날 신혼여행 때 가 본 제주도가 아니었다. 바다와 들판의 나무들이 더 푸르고 싱그러웠다. 기후도 1년 중 영하로 내려가는 경우가 거의 없으며, 오리나 솔잎도 바닷바람을 쐬기 때문에 약재로는 최상이 될 수 있는 환경

을 갖추고 있었다. 또한 제주도의 약초나 마늘, 양파 등은 유황 함유율
이 높아 약재로 일품이다.

그래서 그는 드디어 제주도로 짐을 옮겼다. 고속도로를 달리고 배에
짐을 싣고 제주도에 짐을 풀고 다시 비행기로 남양주에 가고 이렇게 하
길 몇 번 하니 이사 비용만 천만 원 정도 들었다.

그곳에 세운 < 참 좋은 생명의 집 > 은 5만 평에 가까운 초원으로 숲
과 태양, 깨끗한 물이 풍성한 곳이어서 오리가 성장하기에는 아주 적절
했다. 5분만 나가도 수평선이 보이는 짙푸른 바다가 있고 어디를 가도
아름다운 나무들이 많아 행복한 곳이다.

다만 오리의 부사료가 부족하여 옥수수 사료값이 더 많이 지출된다
는 점이 안타까울 뿐이다. 남양주에서는 할인점에서 팔다 남은 정리한
야채, 뻥튀기 공장에서 나오는 알갱이, 아파트에서 수거한 음식물을 재
처리한 사료가 풍부했는데, 이곳은 그러한 것이 부족했다.

그나마 제주도에서는 다시마와 미역을 추리고 남은 찌꺼기, 두부 찌
꺼기, 5일장에서 야채 남은 것 등을 수거해 와 상당 부분을 채우고 있다.

사람이 살아가는 자리에는 시샘과 미움도 따르지만 사람과 사람, 사
람과 자연이 서로 비비고 엉기면서 살아가는 것은 언제나 아름다움과
넉넉한 평화를 주는 것 같다.

10 명의(名醫)란?

　많은 사람의 질병을 잘 고치는 사람을 흔히 '명의'라고 한다. 중국의 화타나 우리 나라의 허준 선생과 같은 분이다.

　요즘도 서울의 대학병원이나 유명한 종합병원에는 이러한 명의에게 진료를 받고자 하는 사람들의 예약이 3년 후까지 잡혀 있다고 한다.

　바로 여기에 커다란 함정이 숨겨져 있다. 우리는 어느덧 함정에 빠져서 모순을 인정(?)하며 살고 있는 것이다.

　김회장의 명의관은 사뭇 다르다. 어떤 명의는 담배만 끊으면 암을 피할 수 있다고 방송에만 나오면 말한다. 그것을 스스로 발견한 의학 지식인 것처럼 말하는 모습을 볼 때면 안쓰러움마저 느낀다.

　의사는 환자나 환자가 될 사람들에게 마음을 얼마나 활짝 열고 있느냐 하는 것이 중요하다. 단순히 말해서 담배를 피우면 암에 걸릴 확률이 높다는 것은 모두 알지만, 3일 굶은 사람에게 태운 쌀밥과 고기를 먹지 말라고 하는 것이 얼마나 설득력이 있을까? 또한 환자의 주머니 사정은 철저히 외면한 채 비싼 방사선 치료와 항암 치료를 요구만 한대서야 어떻게 명의라고 할 수 있겠는가?

　김회장이 삼십대 때 회사의 경비직에 있던 사람이 간암에 걸렸는데, 모든 병원에서 석 달을 넘기기가 어렵다고 했다. 그 사람이 너무 안쓰러워 좋은 곳 여행도 하고 맛있는 것 사 먹을 수 있을 만큼의 돈을 건넸다. 그런데 놀랍게도 그 경비는 굼벵이와 유황오리를 먹고 30년이 다 된 지금까지 살고 있다.

명의는 모름지기 환자의 주머니 사정도 읽을 줄 알아야 환자를 안심시키고 살릴 수 있다. 돈 없는 환자도 살 수 있게끔 자연요법을 연구하여 환경을 만들어주어야 하고, 자기 지식만을 지식의 전부라고 생각하지 말아야 한다.

적을 공격하는 데는 칼도 있지만 활도 있고 돌멩이 돌격도 있을 수 있다. 문제는 아군의 피해 없이 물리치면 그것으로 충분한 것 아니겠는가.

끝으로 명의는 환자에게 소망을 줄 수 있어야 한다. 생명은 하늘과 자연으로부터 부여받은 가장 고귀한 것이다.

그러함에도 의사들은 너무 쉽게 코끼리 다리만 만지고 코끼리를 말하는 것처럼 "당신은 3개월밖에 남지 않았다."를 말한다. 물론 중병에 걸린 환자는 3개월 버티기도 힘들지만 환자 당사자가 잘 대처하면 30년도 살아갈 수 있다.

매일매일 김회장은 어떻게 하면 병원에서조차 대안이 없다고 하여 좌절을 하는 환자들을 살려낼 수 있을까를 고민하였다.

다행히 김회장을 찾아 오는 많은 환자들이 생명의 환희를 느끼며 살아가고 있다는 현실이 감격스러울 뿐이다.

자연이 기적으로 탄생된 것처럼 우리는 스스로가 보지 못하는 것 혹은 믿지 않는 것을 인정하지 않는 소아병적인 사고를 지니고 있다. 그러나 그러한 사고를 걷어 내고 대우주 속에 아주 미미한 존재로서 우리가 알고 행하는 것이 우주 섭리의 억만분의 일도 안 된다는 것을 인정해야 한다.

우리가 화장실에서 대소변을 아무런 문제 없이 볼 수 있고, 식탁에서 밥을 거리낌 없이 먹을 수 있고, 잠자리에 누워 코를 살포시 골며 잠들 수 있을 때가 가장 축복되고 행복하다는 사실에 감사해야 한다.

왜냐하면 당장 아프면 눈앞의 모든 것이 한갓 꿈이기 때문이다.

2장

자연의학만이 살린다

건강은 가장 자랑할 만한 육체의 아름다운 특성이다. 건강은 최고의 재산이다. 건강은 멋진 인생이다. 건강에는 자유가 있다. 건강은 모든 자유 중 제일가는 것이다. 건강한 몸은 정신의 사랑방이며, 병든 몸은 정신의 감옥이다. 세상에서 가장 어리석은 일은, 어떤 이익을 위하여 건강을 희생하는 것이다. 건강 유지는 우리들의 의무다. 건전한 정신이 늘 머물게 하기 위해서 육체를 건강하게 지키고 가꾸도록 하자.

– E. 스펜서

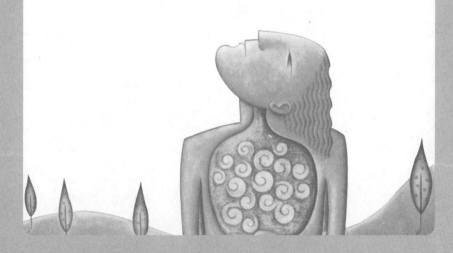

서양의학과 자연의학의 차이점

Q 자연의학이 서양의학보다 좋은 점을 구체적으로 설명해 주세요.

A 이 문제에 답하기 위해서는 보다 근원적인 것부터 생각할 필요가 있다.

말하자면 서양사상은 생물과 무생물을 절대적으로 구분하고 그러한 토대 위에서 소위 과학이라는 인본주의에 의해 기술을 만들고, 그것으로 하여금 획일적으로 강력한 힘을 발휘해 왔다. 그러나 동양사상은 생물과 무생물을 굳이 구별하지 않고 우주공동체의 부분으로 생각하며, 두 가지 모두를 생명체로 규정하고 그 틀 위에 발전해 왔다.

산업혁명은 이러한 동서양 의학의 발전 축을 나누는 계기가 되었고, 서양의학은 한때 동양의학을 앞질러 생명체를 살리는 기적의 산물인 것 같기도 했다.

하지만 오늘날 서양의학은 인간과 자연의 생명을 살리는 것이 아니라 단지 일시적으로 살렸을 뿐 결국에는 생명을 조기에 단축시키는 결과를 초래했다. 서양의학은 단지 '살린다 혹은 죽인다'라고 할 뿐이지 살린다면 어떻게 건강하게 오래 살린다는 구체적인 생명론이 결여되어 있다.

실제로 암환자의 경우 서양의학은 세 가지 방법을 사용한다.

첫째, 암종양을 잘라내고 그래도 안 되면, 둘째, 신체의 다른 수많은 기관들을 외면한 채 독약이나 다름없는 항암제로 암을 죽이는 작업을 하며 그래서도 안 되면, 셋째로 방사선으로 태우는 작업을 한다.

종양 하나를 없애기 위해 멀쩡한 배와 가슴을 가르고 폭탄을 투하하듯 폭약인 항암제를 투여하면, 항암제는 혈액을 타고 종양은 물론 신체의 모든 기관들을 철저히 파괴시킨다. 또한 그것도 모자라 방사선으로 온몸을 불바다로 만든다.

이러한 서양의학의 치료는 환자가 갖추어야 할 최소의 면역력이나 자기치유력조차 말살시킨다. 결국 암에 의해 환자가 사망하는 것이 아니라 그 후유증으로 사망할 수밖에 없는 비참한 상황을 맞이하게 한다.

그러나 자연의학은 동양사상에 기반을 두고 있어 암종양까지도 생명의 공동체로 인정한다. 즉, 1차적으로 공생공존을 허락하면서 칼로 자르거나 독약을 뿌리거나 태우지 않고 종양 스스로가 체외로 물러나게 하거나 정상 세포로 돌아가게 만든다.

이러한 자연의학은 환자의 신체를 우호적이며 무생물(화학약품)이 아닌 생물(식물, 동물)에 의해 완벽하고 건강하며 평화적인 생명체로 만든다.

자연의학에선 불치병은 없다 I

Q 현대 서양의학을 전공한 많은 의사들이 그들의 의학적인 판단으로 "이 질병은 더 이상 가망이 없고 3개월 시한부이다."라고 합니다. 그러나 분명하게 말할 수 있는 것은 현대 서양의학이 가질 수 없는 자연의학에 의한 확신의 언어가 아닐까요. 그래서 이 세상엔 수많은 불치병, 난치병도 치유되는 게 아닐까요?

A 질문 중 의사의 말은 분명 잘못 되었거나 환자나 보호자가 잘못 들은 것이라고 해도 무방하다.

왜냐하면 현재 서양의학을 전공한 의사들은 기초부터 서양 사상에 길들여진 사람들이기 때문이다. 그들은 서양사상, 즉 '보이는 것은 믿을 수 있지만 보이지 않는 것은 믿을 수 없다' 라는 아주 그럴 듯한 논리에 기초를 두고 있다.

그러나 생명현상이란 '보이는 것' 의 저편에 있기 때문에 논한다는 것 자체가 모순이다. 그리고 그들은 보이는 현상만 믿기 때문에 태연스럽게 "3개월밖에 남지 않았다."라는 말을 내뱉을 수 있는 것이다.

다시 말해 생명현상에는 의사의 눈으로 볼 수 없는 또 하나의 세계가 존재하고 있다. 그러나 그들은 그것을 몰랐기 때문에 병에 걸리면 "이

병은 현대의학에선 불치병으로 분류한다."라고 말한다. 그리고 그날부터 환자도 보호자도 의사의 말을 받아들이고 결국에는 판사의 말 한 마디로 억울한 죄수가 사형장의 이슬로 사라지는 것처럼 얼마든지 건강하고 오래 살 수 있는 사람들이 죽어가고 있다.

하지만 생명현상이 존재하는 한 모든 생명체는 원래 상태로 되돌아가는 것이 속성이다. 고무줄을 잡아당기면 늘어나지만 늘어난 것이 원상이 아니라 원래의 모습이 고무줄이란 것을 우리는 알고 있다. 이와 마찬가지로 모든 질병은 치유를 근본으로 한다는 점을 망각해서는 안될 것이다.

<참 좋은 생명의 집>을 찾는 말기 암환자들의 대부분이 시한부 판정을 받은 상태였다. 그런데도 그들의 70% 이상이 그 시한을 몇 배 넘겨 건강하게 살고 있고, 앞으로도 생명의 유한한계까지 살아갈 수 있다는 사실을 그냥 지나쳐서는 안 된다.

그러므로 서양의학에서 생명의 유한성을 단기적으로 결정 선포하는 행위는 죄악이나 다름없다. 충분히 건강하게 오래 살 수 있는 사람을 자기가 치유할 수 없다고 하여 몇 개월 밖에 살 수 없다고 하면 이보다 더 큰 과오가 어디 있겠는가?

자연의학에선 불치병은 없다 II

Q 혹시 불치병에 대한 서양의학과 동양의학의 규정이 다르기 때문에 치료 여부가 다른 것은 아닐런지요?

A 먼저 불치병에 대한 동양의학과 서양의학의 규정을 확실히 할 필요가 있다. 도대체 병이란 것을 동양과 서양은 어떻게 규정하고 있을까?

서양의학은 병을 병원체설로 설명한다. 즉, 어떤 병원체가 우리 몸을 침범하고 그 공격에 무릎을 꿇을 때 사람은 병을 얻게 된다고 한다.

그러나 동양의학에서는 자연치유력을 주장한다. 대우주의 왜곡이 소우주인 사람의 신체에 왜곡을 일으키고 사람의 신체는 이에 상응하여 본래의 건강한 모습으로 돌아가기 위해 몸부림치는 것이 병이라는 주장이다. 즉, 서양의학과 달리 동양의학은 병에 걸리는 것이 오히려 더 건강해질 수 있다는 선(善)의 개념을 지향하고 있다.

예를 들어 설사를 하는 환자의 경우 서양의학은 대장의 과민 상태를 화학약품을 사용하여 진정시키며 설사를 멈추게 한다. 이 약을 '지사제(止瀉劑)'라고 한다.

그러나 동양의학은 상한 음식이 대장 안에 들어왔기 때문에 사람의 신체는 이를 오래 방치하면 병이 되므로 순리적인 대변이 아니라 설사라는 비상 급속 배설 방법을 쓰는 것으로 간주한다. 그래서 설사를 갑자기 멈추게 하기보다는 계속하게 함으로써 신체 내에 부패된 음식찌꺼기를 남기지 않고 모두 신체 밖으로 나가게 한다. 그 이후에는 반드시 대장을 더욱 건강하게 만드는 보양제를 섭취해야 한다.

결국 설사는 약물로 멈출 현상은 아니다. 체외로 나가야 할 불순물과 독소는 그대로 체내에 남겨둔 채 겨우 설사를 하지 않았다는 편안함이 근본을 치유한 것이라고는 볼 수는 없다. 오히려 대장을 완전히 병들게 할 수도 있기 때문이다.

이렇듯 서양의학이 약이라는 공격법으로 설사를 일으킨 병균을 몰살시키기 위한 전략이라면, 동양의학은 시간을 기다려 독소를 자연적으로 체외로 빠져나가게 하고 부항, 침구, 지압, 한약, 식이요법, 운동 등으로 대장의 기능을 한 단계 더 상승시키는 것에 주력한다는 점이 중요하다.

빠른 시간에 효과가 나타나니까 좋다는 식은 위험천만일 수도 있다는 점을 간과해서는 안 될 것이다.

자연치유력이란 무엇입니까?

Q 답변 중에는 자연치유력이란 단어가 많은데 자연치유력에 대하여 구체적으로 설명해 주십시오.

A 질병이란, 체내에 자리 잡으려는 비정상적인 상태나 불균형, 훼손, 오염 등을 신체세포가 뇌세포에 알려주는 신호라고 볼 수 있다. 이 신호가 발사되면 뇌세포는 즉시 온몸의 각 기관에 비상령을 내린다.

즉, 과거의 건강한 상태로 되돌아가기 위해 체내에 있는 모든 역량을 동원하는 것을 '자연치유력'이라고 한다. 이러한 자연치유력을 외부의 힘에 의해서가 아니라 내재된 힘 스스로 병을 치유하여 대우주와 소우주가 평안을 맞추려는 행위이다. 김회장은 이를 "Self-So-Power(스스로 그렇게 만들 수 있는 힘)"라고 명명해 불렀다.

여기서 'Self-So'는 자연(自然)이지만, 이 자연은 춘하추동의 자연이 아니라 한자 의미 그대로 '스스로 그렇게 있는 것'을 뜻한다. 이러한 자연력은 일시적으로 모든 것을 공격하고 지배하는 기계적이고 서양적인 것이 아니라, 시간, 공간, 환경이라는 우주적 개념에서 출발하여 결국에는 목표점에 합류하는 것을 의미한다. 간단히 말해 우주의 영속성과 일치를 이룬다는 것이다.

이러한 자연치유력은 불쾌감이나 공격력을 갖지 않으며 오히려 평안함과 친화감을 갖게 한다. 그리고 그 힘은 우주성과 내통하기 때문에 눈에는 보이지 않지만, 우주운행의 기본 틀과 막강한 힘을 아주 긴밀하게 활용한다. 그러므로 인간의 시각에서는 기적이라고 여겨지며, 서양의학이 해내지 못한 대부분의 성과들을 자연스럽게 실행하고 있다.

3장

자연치유력을 키우는 방법들

건강은 이를 데 없이 값비싸고 잃기 쉬운 보배이다. 그런데도 그 관리 상태는 한없이 초라하다. 자본이 손 안에 있을 때 관리를 잘 해야 하듯 건강도 마찬가지이다. 값비싸지만 잃어버리기 쉬운 건강! 무엇보다도 귀중하지만, 평상시에는 푸대접하기 일쑤인 건강! 다시 점검해 볼 일이다. 건강 관리를 잘 하느냐 여부가 인생의 성공 여부를 결정짓는다는 것을 명심하자.

-쇼보 드 보셴

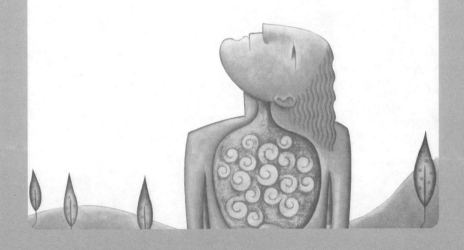

육식이냐, 채식이냐!

Q 자연의학자들은 육식은 하지 말고 채식만 하라고 하는데 채식만이 자연치유력을 키우는 유일한 방법입니까? 만일 그렇다면 인류는 모두 채식주의자가 되어야 하지 않나요?

A 원래 추운 툰드라 지방은 곡물이나 채소 재배를 하는 농경생활이 불가능하였다. 그래서 그 지방 사람들은 유목 생활을 하며 양이나 순록의 젖이나 고기를 주식으로 삼았다. 오늘날 서양인이 거의 이 범주에 속한 조상을 갖고 있다. 반면에 날씨가 온화하여 농사짓기에 적합한 온대 지방 사람들은 곡물과 야채가 풍성하여 채식 위주의 식사를 하였다.

서양인들은 동물을 죽여 먹었기 때문에 포크, 나이프같이 살상무기를 식사도구로 사용하지만, 동양인들은 젓가락처럼 가늘고 긴 식사도구를 사용한다. 서양인은 공격적이고 정복자적 기질을 지니지만 동양인은 자연에 순응하며 자연과 일체를 이룬다.

먼저 채식이냐 육식이냐가 아니라 그 근원을 알아야 해답을 쉽게 찾을 수 있다.

원래 동양인은 채식을 주로 하였기 때문에 대장의 길이가 서양인과는 다르다. 그런데 요즘 들어 동양인이 서양인이 갖는 질병을 뒤따라가는지 생각해 볼 필요가 있다.

육식은 소화하여 영양흡수가 되기까지 채식에 비해 시간이 많이 걸린다. 자연히 장에 머무는 시간이 채소에 비해 오래 걸릴 수밖에 없고 장을 통과하는 동안 노폐물과 독소가 채소에 비해 많다. 또한 채식보다 육식을 하는 사람일수록 포악하고 공격적이라는 학자들의 의견에 귀 기울일 필요가 있다.

옛날이나 지금이나 질병은 크게 보아 두 가지로 발생한다. 하나는 체내 노폐물이나 독소로 인한 장애이고, 또 하나는 스트레스에 의한 것이다.

그런데 육식은 채식보다 훨씬 많은 독소와 노폐물이 발생하고 성격도 공격적이고 대립적이기 때문에 스트레스를 극복하기가 어렵다.

과거 우리 민족에게 암환자와 같은 만성질환자가 많았는지 생각해 보면 해답을 찾기가 훨씬 쉬울 것이다. 반면에 육식은 스트레스를 채식보다 해결하지 못하기에 서양사회에는 정신이상 질환자, 알코올 중독자, 마약환자가 동양사회보다 많다. 어디 그뿐인가? 서양사회에는 심장질환자, 신장질환자, 간염환자, 각종 암질환자도 동양사회보다 월등히 많다.

그런데 문제는 동양사회가 소위 문명병이라 불리는 만성질환 비율이 서양사회를 따라가는 슬픈 현상 속에 놓여 있다는 것이다.

그렇다고 채식만이 능사일까?

그렇지 않다. 예를 들어 백미 중심 식사의 병폐를 우리는 곳곳에서 목격하고 있다. 또한 채소를 먹더라도 주식(곡류)을 수반하지 않는 채식은 질병의 원인이 된다. 곡류의 단백질 부족과 염분 섭취를 포기한 채식은 불 보듯 뻔한 것이다.

오늘날 일본이 장수국인데 2차대전 후 영양 상태가 좋아져서, 즉 고기 섭취가 많아져서 그러한 것이 아니냐고 한다. 그러나 그러한 판단은 큰 오류를 범하고 있다. 2차대전 전에 태어난 일본인 1세들이 2~3세들의 장례를 치르고 있다는 점을 잊어서는 안 된다.

지방질이 인간의 수명을 연장한다면 이러한 결과는 없어야 마땅하다. 오늘날 젊은이들의 식단은 된장, 간장, 청국장 등의 발효식품이 주를 이루는 것이 아니라 채소를 화학 조미된 마요네즈, 캐찹 등과 함께 섭취하기 때문에 문제가 있는 것이다.

단순하게 채식 일변도가 자연치유력을 지키는 파수꾼은 결코 아니다. 인간의 신체 구조나 구강 구조를 보아도 채식과 육식은 함께 이루어져야 하며 진화도 그렇게 진행되고 있다.

또한 환자의 경우에는 편식하지 말고 고루고루 영양소를 섭취해야 하기 때문에 육류도 어류도 야채도 모두 필요하다. 그러나 육류는 가급적 적은 양을 섭취하고 현미, 잡곡 등과 같은 다양한 곡류와 채소, 그리고 해산물 섭취가 필요하다.

요약하자면 자연치유력은 체질에 따라 차이는 있겠지만 골고루 짜여진 식단에서 커질 수밖에 없다.

체질은 어떻게 바꿉니까?

Q 체질에 따라 자연치유력을 확보하는 것에 차이가 있다고 하는데 체질을 바꾼다는 것은 사람 자체를 바꾸는 것이어서 불가능하지 않을까요? 만약 가능하다면 어떤 방법으로 바꿀 수 있을까요?

A 정말 좋은 질문이다. 왜냐하면 체질이 곧 건강한 신체를 갖느냐 못 갖느냐의 분기점이 될 수도 있고, 자연치유력을 왕성하게 갖느냐 못 갖느냐의 종착점이기 때문이다.

흔히 동네 약국에서 만성질환 치료상담을 하면 체질 바꾸기가 쉽지 않다고 말한다. 동시에 어떤 약을 내놓으면서 "이 약을 먹으면 체질이 바뀌어 질병이 쉬이 고쳐집니다."라고 하는 경우가 종종 있다.

물론 체질만 바꾸면 새로운 자연치유력(Self-So-Power)이 생겨 이제껏 고치지 못한 만성질환을 쉽게 고칠 수 있다.

그러나 체질을 바꾸려고 돈을 많이 들이거나 별난 방법을 찾지 말기 바란다. 어떤 어려운 문제도 상식과 순리대로 하면 쉽게 해결점이 나오기 때문이다. 체질은 얼마든지 누구나 쉽게 바꿀 수 있다. 유전이론에는 결코 체질은 변할 수 없다고 하지만 실제로는 쉽게 목적을 이룰 수 있다.

병에 걸린 신체의 체질을 바꾸려면 상식적이고 순리에 따른 단 한 가지 방법이 있다. 그것은 혈액을 깨끗하게 하는 것이다. 즉, 강력한 백혈구와 적혈구를 갖게 하여 독소와 노폐물이 제거된 오염되지 않은 피를 신체에 제공하면 된다.

이 수천 억의 백혈구와 적혈구가 만들어지는 최종 장소는 대장이다. 일반적으로 골수에서 피가 만들어진다고 알고 있지만, 일본의 모리시타 게이이치 같은 사람은 일찍이 장에서 조혈된다는 이론을 밝힌 바 있다. 장에 있는 적혈구 모세포는 수많은 적혈구를 생산하고, 이 적혈구에서는 대형의 과립 백혈구와 소형의 임파구를 유출해 낸다. 암 같은 질환을 이겨내려면 이 임파구가 강력하냐 못하냐가 중요하다.

그렇다면 체질은 무엇으로 바꾸어야 할까?

식사요법이다. 사람의 체질은 먹는 것으로 바뀐다는 가장 상식적인 것을 외면하는 데서 불행이 커진다. 사람의 체질을 근본적으로 바꿔주는 장기관은 융모상피로 덮여 있는데, 이것은 식물 모넬라로 만들어 진다. 바꿔 말하면 적혈구의 원료는 식물이다.

결과적으로 사람은 적절하고 안성마춤인 식물만 섭취하면 체질을 바꿀 수 있다. 즉, 혈액 속의 독소를 제거하면 바로 체질 개선이 이루어지는 것이다.

51

03 만성병의 본질과 허구

Q 체질 개선이 이루어져도 만성병이 수없이 많아 많은 사람들이 스스로 의 병을 만성병 혹은 불치병으로 인식하고 치료를 포기하는데 그 이 유가 무엇입니까?

A 우선 만성병의 정의부터 살펴보자. 만성병이란 쉽게 치료되지 않는 아주 고질적인 질병, 더 나아가 완치가 불가능에 가까운 병이라 할 수 있다.

의사들이 고혈압 환자의 혈압 수치가 140을 넘으면 평생 고혈압 환자로 등록이 되기 때문에, 결코 140 이하로 돌아갈 수 없다고 한다. 그리고 더 이상 나빠지지 않기 위해서는 평생 혈압치료약을 복용해야 한다고 한다.

결과적으로 고혈압 환자는 혈압을 그 상태로 유지하기 위하여 수많은 약을 평생 지겹도록 복용해야 한다. 그리고 끝내는 부작용 가운데 하나인 신장의 파괴로 신장투석 환자가 되는 경우가 허다하다. 어디 그뿐인가? 신장만 나빠지면 그렇다고 하겠는데 당뇨, 관절, 백내장, 위궤양 등의 합병증까지 걸리는 사람들이 많다.

김회장도 암치료 중 고혈압 증세가 나타났는데 수치가 170~180이

나오자 의사는 이젠 140 이하로 내려가는 것은 불가능하므로 평생 치료를 해야 한다고 했다. 그런데 혈압약을 복용하고도 얼마 후에 결국은 신장투석까지 한 그의 부친이 사망한 것을 보았기 때문에 약복용을 중단하였다. 그리고 식이요법과 유황오리 엑기스와 버섯약초 요법으로 신체 혈관의 독소와 노폐물을 제거하여 혈압을 110까지, 혈당을 200에서 100으로까지 낮췄다.

전혀 불가능하다는 의사들의 확신은 김회장에게는 확신이 아니라 불신이 되었다. 약물요법은 일시적으로 증상을 억제시키는 것에는 뛰어나지만 치료가 완벽하게 이루어진 것은 결코 아니다.

비단 혈압만이 아니다. 간경화, 심근경색, 간질, 중풍, 퇴행성관절염, 신경통, 비만, 변비 등은 난치병이라고 규정하였기에 만성병이 되고, 만성병이기에 불치병이 되었다. 그러나 병마 아래서 신음하는 사람이 이 지구상에 얼마나 많은가? 암 같은 불치병은 낫게 한다면서 오히려 생명을 단축시키는 어리석음을 범하지나 않았는지 자문해 보아야 할 것이다.

이러한 문제를 한꺼번에 해소하는 방법은 하나밖에 없다고 생각한다. 즉, 만성병의 원인은 음식물이나 주변 환경으로부터 시작되어 그 질병이 체내에서 커지는 것이다. 그런데도 당장 생명을 포기해야 하는 상황이 아닌 것에 스스로 위로를 하며 시간을 흘려보내고 있다. 그리고 끝내는 만성질환으로 죽음 앞에 천연덕스럽게 생명을 내놓는 결과를 초래하지 않았나 생각한다.

만성병이 불치병이 되는 원인

Q 만성병의 실상과 허구를 지적하셨는데 실제로 만성병이 결국 불치병이 되는 원인을 상세히 설명해 주십시오.

A 모든 만성질환은 잘못된 음식물 섭취에서 시작된다. 역으로 만성병은 바른 음식물 섭취로 얼마든지 치료가 가능하다고 보는 것이 자연의학, 대체의학의 주장이다.

어떤 사람들은 자신은 채식주의자이기 때문에 도저히 만성병에 걸릴리가 없다고 생각한다. 그런데 현재 만성병으로 고통 받고 있는 것을 보면 만성병이 음식물과는 관계없이 외부로부터 쳐들어온 병원체에 의한 것이 아니냐고 항변하기도 한다.

그러나 그러한 만성질환자들은 음식물과 체질의 상관관계를 인식하지 않았기 때문에 그렇게 생각하는 것이다.

우선 체질이 무엇인지 알아보자. 간략히 표현하자면 사람의 체질은 세 가지이다.

양성, 중성, 음성이다. 먼저 양성체질은 기초 체온이 높아 혈기가 세고 의식도 적극적인 사람이 이에 해당한다. 둘째, 음성체질은 매사에 소극적이고 체온도 낮은 사람이다. 셋째, 중성체질은 그 중간 형태의 사람이라 보면 틀림없을 것이다.

늘 감기에 잘 걸리는 사람은 음성체질이고, 땀을 잘 흘리고 찬밥을 먹어도 더위를 타는 사람은 양성체질이다. 만약 양성체질의 사람이 음성채소를 섭취하고 음성체질이 양성채소를 섭취하면 질병을 퇴치할 수 있다. 그러나 반대가 되면 오히려 질병을 악화시키게 된다. 그러한 시간이 길어지면 채식을 하였다 해도 무용지물이며 신체에 고질병을 안겨다 준다.

만성병은 '만성퇴행성 질환'이라고도 한다. 즉, 조직세포가 점점 허물어지는 것, 퇴행한다는 뜻이다.

예를 들어 당뇨병은 췌장의 조직세포가 점차 퇴행하여 인슐린이 부족하기 때문에 걸리는 질병이다. 이것은 어느 한순간에 일어나는 것이 아니라 차츰차츰 잘못된 음식물 섭취로 병이 진행된다. 결국 의사들은 당뇨병을 불치병으로까지 판정한다. 한때 의사들이 사람들을 가장 많이 죽음으로 몰아넣는 질병으로 당뇨병을 제시한 것은 시사하는 바가 크다.

만성병은 어떤 병이든 체세포에 염증이 생긴다. 옛날에는 모든 질병이 2~3일이면 판결이 나왔다. 반드시 2~3일간 고열이 나고 심한 통증이 수반된다. 그 기간을 이겨내면 환자는 건강을 찾지만 이겨내지 못하면 환자는 생명을 잃고 만다.

그러나 오늘날에는 이런 환자가 병원 응급실에만 가면 결코 생명을 잃지 않는다. 고열을 해열시키고 주사제로 통증을 진정시키면 건강을 찾아 하루 혹은 몇 시간 만에도 퇴원한다.

이 경우 문제는 체세포에 염증이 있는 환자는 조금씩 만성퇴행성 환자가 되기 때문에 죽지도 않고 그렇다고 건강하지도 않은 채 장시간을 불편한 몸으로 고통스럽게 살아야 한다는 것이다. 만성병에서 완치되기 위해서는 체세포에 끼어 있는 독소나 노폐물을 제거하면 된다. 그 환자는 그날부터 만성질환으로부터 탈출할 수 있다.

오늘날 공기, 물과 같은 생활 환경이나 음식물은 체세포에 수많은 독소와 노폐물을 쌓기 때문에 염증을 유발시킨다.

앞에서도 지적했듯이 어떤 만성병이나 불치병도 체세포의 염증을 제거하지 않으면 난치병이나 불치병이 된다. 그러나 염증을 제거하면 불치병은 완치되고 건강은 회복된다.

알맞은 양의 질 좋은 육류, 해조류, 채소, 곡류는 장을 부패시키지 않기 때문에 혈액을 깨끗하게 한다. 그리고 깨끗해진 혈액은 염증을 충분히 물리칠 수 있어 만성병이 불치병이 되지 않게 한다.

영양학이냐, 생리학이냐?

05

Q 음식물이 건강의 지렛대 역할을 한다는데 그렇다면 육류에 많이 함유되어 있는 아미노산 같은 물질은 인체에 아주 소중한 역할을 하겠지요?

A 장내의 부패로 인하여 발생하는 물질이 암모니아, 페놀, 인돌 등이다. 이러한 유해물질은 바로 아미노산이 만들어 낸다.

사람들은 영양만을 따진다. 어떤 음식은 영양학적으로 아주 우수하다, 또 어떤 음식은 칼로리가 어떠하다 등으로 영양학적으로 언급한다. 그러나 아미노산이 영양학적으로 필수물질이며 스테미너의 기본 물질이라는 것은 잘못된 생각이다.

아미노산은 부패된 유해물질을 생산한다. 바로 아미노산이 만성질환의 근원이다. 이 때문에 사람들이 밥상에서 고기를 멀리하기 시작한 것이다.

이제부터라도 음식물을 섭취할 때 영양학적으로 선택하지 말고 생리학적으로 선택해야 한다. 스스로의 생리에 이 음식이 필요한지 어떤지를 살피고 선택해서 섭취해야 한다. 어떤 영양학자들은 하루에 고기 몇 그램, 계란 몇 개, 우유 몇 컵 하는 식으로 하루에 꼭 섭취해야 하는 필수영양소로 제시한다. 그러나 정작 이렇게 섭취한 사람들이 만성질환

에 걸리는 것을 자주 보게 된다. 그러므로 너무 영양만을 외쳐서는 안
된다.

모든 것이 너무 궁핍하던 시절에는 영양이 많이 함유된 식품들이 약
보다도 더 신빙성있게 받아들여졌다. 1~2년째 누워 있던 환자가 소뼈
로 고은 사골국물 한 그릇에 이불을 박차고 일어나거나 부잣집 아들 도
시락에 들어 있는 계란찜이 한없이 부러웠던 것은 영양실조 시대였기
때문이다.

그러나 오늘날에는 많이 먹어서 병이 될 뿐 적게 먹어 병이 되는 경
우는 거의 없다. 한 마리 쥐에게는 평소 음식량의 50%를 주고 다른 쥐
에게는 120%를 주었더니, 50% 먹은 쥐는 100%를 먹은 쥐보다 2배
이상의 기간을 살았지만 120% 먹은 쥐는 100%의 쥐보다 반도 살지
못했다고 한다. 이 실험이 시사하는 바가 크다.

만성병을 일으키는 식품들

Q 만성질환을 일으키는 육류나 식품은 어떤 것들이 있습니까?

A 장내에서 육류나 이상발효를 하기 때문에 만성병이 발생한다고 했다. 그것을 좀더 구체적으로 살펴보겠다.

선진국에서 가장 많은 만성질환은 혈관 심장병이다. 혈관으로 파생되는 식품은 정백식품, 즉 백미, 백설탕, 화학소금 등이 있다. 심장병은 동물성 단백질, 말하자면 고기, 계란, 우유 같은 것의 섭취에서 비롯된다. 또한 염분의 부족도 만성병의 원인이 된다.

요즘 들어 우리 나라 의학자들이 소금기가 함유된 짠 음식물을 적게 먹으라고 입에 침이 마르도록 권고한다. 그러나 이것은 퍽이나 잘못된 지식이다. 서구인들은 육식 위주의 식탁이고 고기는 그 자체가 나트륨이기 때문에 소금을 적게 섭취해도 된다. 그러나 곡류와 채식 위주의 음식 문화를 가진 동양인들은 소금을 적절하게 섭취해야만 한다.

야채는 칼륨이어서 소금의 나트륨을 보충하며 균형을 취해야 하는데도 일부 의사들은 한국인은 서구인에 비해 16배나 과다한 소금을 섭취하고 있다고 걱정한다. 고혈압이나 신장병 환자도 오히려 염분 섭취를 막으면 더욱 악화될 뿐이므로 된장국 같은 것으로 소금 섭취를 해야만 한다.

소금이 체내에 부족하면 탈염 상태가 되어 심신 모두가 무기력과 무저항 상태로 지속되며 어떤 병이든 쉽게 걸린다. 또한 병에 걸렸다 하면 쉽게 치료되지도 않는다. 바로 이 원리 때문에 나트륨이 없으면 체력이 떨어져 치료될 병도 더 깊어진다.

알레르기성 질환은 암의 시발

Q 어린이들의 천식, 습진, 어린들의 위염, 신장염 등이 모두 알레르기성 질환이라고 하던데, 이 질환들도 음식물, 체질, 혈액과 깊은 관계가 있습니까?

A 결론부터 얘기하면 관계가 깊다. 그러한 것이 배경으로 있기 때문에 각종 알레르기성 질환이 발생하는 것이다. 그러므로 병명이나 증상에 구애받지 말고 알레르기 체질은 바꾸지 않으면 위험천만이다.

예를 들어 어린시절에 습진, 천식 등을 앓은 사람은 커서 암에 걸릴 확률이 높다. 유아기에 알레르기 증상이 있다가 성장하면서 없어지면 병이 나았다고 생각하지만, 실제는 증상이 사라졌을 뿐 병소는 체내에 잠복을 하고 있는 것이다. 나중에 체질이 악화되면 그때는 백혈병이 암이 되고, 그렇게 안 되더라도 체내에 병소가 있어 만성 알레르기 환자가 되어 한평생 고생하는 경우가 적지 않다.

이 알레르기 체질의 원인은 우유와 계란이다. 우유에는 백설탕이 함유되어 있고, 계란에는 화학물질인 사료가 첨가되어 있어, 알레르기, 백혈병, 암이 되는 경우가 있다. 그러므로 적절한 음식물 섭취와 유황오리 섭취를 통한 독소 제거로 알레르기성 체질을 개선해야 한다.

만성질환 퇴치 10대 전략

Q 퇴치하기 쉽고도 어려운 것이 만성질환인 것 같습니다. 지금까지 설명한 것을 요점별로 설명해 주십시오.

A 만성병은 사실 몇 가지만 잘 챙기면 생기지도 않는다. 또 생겼더라도 단기간 내에 퇴치할 수 있다. 그런데 그렇게 하려면 10대 전략을 잘 짜서 실천해야 한다.

첫째, 체내 노폐물 독소를 제거하지 않고 만성질환을 퇴치하겠다는 생각을 버려야 한다. 그러므로 강력한 세정 능력을 갖춘 유황식품을 꼭 섭취해야 한다. 이것을 선행하지 않은 모든 치료는 재발과 합병증을 유발할 뿐이다.

둘째, 원인을 제공하는 음식물을 섭취하지 말아야 한다. 육류와 햄, 소시지 등의 가공식품은 장내에서 부패되기 쉬우므로 철저히 차단해야 한다.

셋째, 가공 유제품을 섭취해서는 안 된다. 우유, 프림, 치즈는 알레르기의 원인 제공 물질이며 동시에 발암 물질이 되기 때문이다. 특히 계란은 담낭장애와 관상동맥을 차단하여 심장병을 유발하고 뇌세포를 잠들게 하고, 결국에는 뇌질환을 유발한다. 또한 우동, 스파게티, 스넥류 등의 소맥분은 미네랄 결핍식으로 당질대사의 혼란을 일으켜 무기력 체질을 만들고, 자율신경계의 기능을 망가지게 함으로써 노이로제, 신경통, 당뇨, 뇌졸중, 위염, 갱년기 장애, 간질 등을 일으킨다.

넷째, 생리식을 실천해야 한다. 현미와 오곡밥은 더 효과적이다. 어떤 사람은 현미도 농약으로 키우는 경우가 허다하기 때문에 위험하다고 한다. 그러나 현미에는 농약이나 공해 물질을 자석과 같이 흡입하여 체외로 끌어내는 '키레트'라는 물질이 함유되어 있기 때문에 너무 과민하게 대응할 필요는 없다.

다섯째, 생리식으로 미네랄이 풍부하여 정혈작용이 뛰어난 야채류는 적극 이용해야 한다. 야채에도 공해 물질을 배설시키는 작용 물질이 있으니 너무 유기농 채소만 집착할 필요는 없다. 유기농 야채도 많이 먹으면 유기농 야채 속에 있는 다량의 질소 성분이 인체에 쌓이게 되어 부종이 올 수 있으니 이러한 점을 각별히 주의해야 한다. 반면에 해조류는 유익하다.

여섯째, 맑은 물, 신선한 공기, 좋은 환경을 가까이 해야 한다.

일곱째, 절제를 한시도 망각해서는 안 된다. 만성질환이 중증일 때는 야채도 위에 부담을 주기 때문에 최소한으로 줄여야 한다. 자기 식성에 맞는다고 많이 먹으면 그 자체가 독이 될 수 있다.

여덟째, 항시 기쁨을 가져야 한다. 아무리 훌륭한 생리식단일지라도 가슴을 누르는 불유쾌한 식사는 환자를 마지막 단계로 옮길 뿐이라는 사실을 한시도 잊어서는 안 된다. 집안에 거울을 많이 걸어두고 자신의 얼굴을 하루에도 수 십 차례 쳐다보고, 보다 밝은 색깔의 피부가 되도록 모든 에너지를 기쁨으로 바꾸어 감사하는 생활을 해야 한다. 즉, 기분이 좋은 환자, 감사할 줄 아는 환자는 죽음 앞에서도 죽음의 경계선을 훌쩍 뛰어 넘을 수 있다. 그러므로 웃고 또 웃어야 한다.

아홉째, 성실하고 꾸준해야 한다. 한 번 웃으면 자기치유력이 5시간 이상 지속되지만, 한 번 화내면 하루치 면역력이 화살처럼 빨리 체외로 빠져 나가고 만다.

열째, 상식과 순리대로 모든 것을 맡기는 자세가 필요하다. 사람들은 특별하다거나 어디서 누가 효험을 보았다고 하면 검증도 없이 그 방법을 찾아다닌다. 한 가지 병에 천 가지 처방이 있다는 옛 말이 있다. 비상식적인 행위는 바로 그만큼의 대가를 꼭 치르게 되는 것이 하늘의 법도임을 명심해야 한다.

면역력을 키우는 방법 09

Q 모든 난치병, 성인병, 불치병을 고치는 만능열쇠가 바로 스스로의 면역력을 키우는 자연치유력이라고 하는데, 그렇다면 이러한 면역력을 어렵지 않게 갖출 수 있는 비법을 알려주십시오.

A 사람 신체에 해당하는 부위와 기관 중에서 중요하지 않은 곳은 없다.

"열 손가락 깨물어 안 아픈 손가락 없다"는 속담이 있다. 그러나 이 속담과는 달리 실제로 그 열 손가락 중에서도 더 아프고 중요한 손가락이 있다. 한 마디로 다른 손가락이 그 임무를 대신해 줄 수 없는 손가락을 말하는 것이다.

이렇듯 우리 신체의 각 기관과 부위 중에서도 제일 중요한 곳이 있다.

그것은 바로 대장이다. 사람들은 간이 제일 중요하다, 콩팥이 더 중요하다, 아니 위장이 더욱 중요하다고 하지만, 정말 가장 중요한 것은 대장이다.

왜냐하면 대장은 우리 면역력의 80% 정도를 생산하는 곳이기 때문이다. 위가 제대로 소화를 못 하더라도 대장이 건강하면 소화는 어느 정도 잘 된다. 그리고 대장이 제 기능을 온전히 발휘하면 간, 췌장, 담낭,

신장, 십이지장 등의 모든 기관들이 어렵지 않게 모든 일을 처리할 수 있다.

그런데 만약 다른 기관은 정상인데 대장이 나쁜 상태이면, 그 영향은 곧 전체 기관에 파급된다. 결국 대장이 나쁘면 천식의 뿌리가 되고, 간, 신장, 췌장, 담낭 등이 연달아 문제가 생겨 커다란 질병이 되고 마는 것이다.

요약하자면 대장은 우리 신체에서 제일 소중하며 면역력의 대부분인 80%를 생산하는 절대적으로 중요한 기관이다. 그러므로 만성질환이나 암에서 완치되려면 대장을 외면해서는 안 된다. 대장을 외면하는 것은 모래밭에 빌딩을 짓는 것과 같다.

2003년 12월 <월간조선>에 노화방지 의학 분야의 세계적 권위자인 클로드 쇼사르 박사의 글이 실렸다. 그는 사람 인체의 면역기능 중 80%가 대장에 있으므로 대장의 영양 섭취가 나쁘면 면역체계에 문제가 발생한다고 했다. 그리고 대장에 발생한 문제를 오래 방치하면 세포막과 세포핵이 파괴되기 때문에 무엇보다도 면역력이 생산되는 대장이 중요하다고 설파하였다.

또한 일본의 유명한 자연 대체의학자인 모리시타 게이이치는 모든 혈액은 골수에서가 아니라 대장에서 만들어진다는 '장조혈설'을 주장하였다. 이는 대장의 위대한 기능을 강조한 것이다.

뿐만 아니라 유명한 만화가 고우영 화백의 암투병기가 실려 있었다. 그 중 한 토막을 옮겨 보겠다.

"암세포가 전이되지 않게 하려고 6개월 동안 항암 치료를 했어요. 그 항암 치료라는 게 몹시 고달파요. 토하고 설사하고 머리털과 눈썹이 다

빠지고……. 지난번 수술에서 장을 위아래로 20cm씩 40cm나 잘랐거든요. 전이될까 봐……. 그 후 저는 완치된 줄 알았는데, 의사들이 아직까지 전이된 흔적이 없다고 말하는 거예요. 그 말이 저에겐 언젠가는 전이될 거라는 말로 들렸죠. 그런데 아니나 달라요? 간으로 전이가 되었어요. 대장암 수술을 한 일산 암병원에선 또 복개수술을 하자고 그러더군요. 그때 다른 친구의 소개로 고주파로 지지는 방법을 선택했어요. 많이 한 사람은 다섯 번까지 지졌다는군요……."

우리가 여기서 짚고 넘어가야 할 점은 6개월이나 항암 치료를 받고, 전이될까 봐 정상적인 부위까지 장을 자르고도, 결국 간으로까지 전이되었다는 것이다.

의사의 말처럼 '아직까지는……'이지만 '결국'에는 전이되고 말았다는 점이 중요하다.

2003년 3월호 <신동아>에는 아홉쪽 분량에 걸쳐 일본과 독일의 대체의학에 관한 글이 실려 있었다. 또한 2001년 MBC에서 "왜 대체의학인가"라는 프로가 폭발적으로 전국을 강타했다. 이러한 현상은 모두 똑같은 이유가 있었기 때문이다.

항암, 방사선 치료가 일시적 효과는 있겠지만, 결국에는 전이되거나 재발된다는 사실이다. 그래서 일본이나 독일 등의 소위 선진국에서는 암 환자들에게 여간해서는 항암 주사나 방사선 요법을 사용하지 않고 대체 요법으로 치료한다는 것이 상세히 기술되어 있었다.

우리 나라처럼 항암, 방사선을 애호하는 나라도 드물 것이다. 왜 그렇게 하는지 알 수 없다.

그런데 항간에 이런 말이 있다. 프랑스 같은 나라에서는 제도적으로 의사들이 돈을 못 벌게 되어 있다고 한다. 의사는 학술적으로 연구와 처방만 할 뿐 실제 치료는 건강과 관련된 영리추구 기업에서 철저히 경쟁하며 환자를 돌본다고 한다.

며칠 전 신문에서 우리 나라에서 아주 유명한 의사들이 척추 수술로 떼돈을 버는 것을 막자는 취지의 모임이 결성되었다는 기사를 읽었다. 의사들 스스로가 수술할 필요도 없는 환자를 괜히 수술하고 고액의 수술비를 챙기는 것을 자정 노력을 통해 변화시키고자 한다는 아주 신선하고 충격적인 기사였다.

만약 고우영 화백이 대장암이었는데 할 수 없이 항암 치료를 했다 할지라도 대장을 40cm나 자르는 엄청난 일보다는 종양 부위만 작게 자르고 대장 대체요법을 써서 면역력을 높였다면 과연 간으로 전이가 되었을까?

그렇다면 어떻게 했어야 하는지 구체적으로 살펴보자.

대장의 면역기능 생산력을 높이려면 우선 유황오리로 대장을 청소해야 한다. 아직까지 유황 성분만큼 세포를 청소하는 기능이 뛰어난 물질은 없다. 깨끗한 세포는 제 기능을 발휘하고 나아가 유황 성분은 세포 재생능력까지 있다.

혹시 몸에 항암 물질이 주사나 약으로 투입되었다 할지라도 일단 그 독성을 씻어내는 일이 시급한다. 또한 그 독성으로 파괴된 기능들을 되살리는 것이 무엇보다 필요한데, 이것 역시 유황오리가 충분히 해낸다.

대장, 간, 췌장, 신장, 위 등 항암 요법으로 엉망진창이 된 몸이라도 유황오리로 전체 기관들을 말끔히 청소해 주면, 그 자리에 새로운 세포가 자라난다. 결국 유황의 고에너지가 투입되어 마침내 환자가 암을 극복하는 사례를 수없이 지켜보았다.

어디 이것이 암환자에게만 국한된 일이겠는가? 기본 면역체계가 완성되면 암질환은 물론 간질, 퇴행성관절염, 당뇨, 중풍 등 그동안 수많은 난치병과 불치병도 치유하고 극복하는 사례를 무수히 보아왔다.

이제 우리 나라에서도 의과대학에 대체의학과가 하나 둘 생겨나고 있으니 다행한 일이라고 생각된다.

흔히 의사들이 암환자에게 할 수 있는 세 가지, 즉 수술(cutting, 자르기), 항암 요법(killing, 죽이기). 방사선 요법(burning, 태우기) 외에 식품, 유황오리, 버섯, 약초 등으로 얼마든지 생명의 위험지대에서 구출할 수 있는 방법은 있다.

우리 모두 건강하게 삶을 살아갈 수 있는 방법이 있음을 명심해야 한다.

4장

유황오리의 신비로운 정체

걸으면 혈액순환이 활발해질 뿐만 아니라, 호흡이 원활하게 되고 산소의 흡수를 강화시킨다. 따라서 걷게 되면 몸은 완전히 자유스럽게 되며 발만 땅을 주기적으로 디디면서 움직이는 것이다. 다른 어떤 자세도 이처럼 혈액순환을 잘 해내지는 못한다. 걸으면 크고 작은 근육이 작동하고 자연과의 조화를 이루므로 종종 정신과 의사의 필요성을 망각하게 만드는 것이다.

—펠릭스 웨시 박사

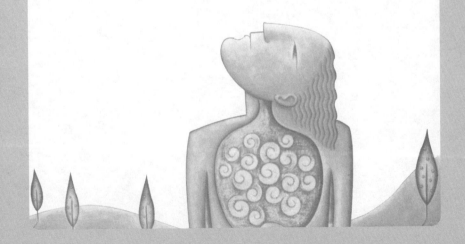

유황이란 어떤 물질입니까?

Q 주변 사람들로부터 유황오리가 질병을 극복하는데 아주 좋다는 얘기는 많이 들었습니다. 그러나 왠지 유황을 먹는다는 것이 꺼림칙한데, 유황이란 어떤 물질인지요?

A 옛날에 "한 가지 병에 천 가지 처방이 있다."고 했다.

질병을 치료하다 보면 수많은 얘기를 듣게 된다. "무슨 병에 A가 좋다. 아니 B가 더 좋다." "아니다. 누가 무엇을 먹었는데 기적처럼 나았다."라는 식이다. 그런 말 가운데 가장 많이 듣는 것이 유황오리이다.

유황 성분에 대하여 정확히 몰라서 주저하는 분들이 많다. 유황은 '불의 근원'이라는 라틴어 'Sulphurium'에서 유래한 'Sulfur'라고 하는 힘(에너지)의 원천 역할을 하는 물질이다. 그래서 이 물질은 화약 원료로 쓰이기도 한다. 성경에서 지옥불 중 가장 뜨거운 온도의 불을 가리켜 유황불이라고 한다. 즉, 유황은 지구상에서 가장 뜨거운 고열 물질인 것이다. 멕시코만 연안에서 세계 유황 생산량의 90% 이상, 순도 99.5% 이상의 양질의 제품을 생산한다. 유황은 상온에서는 황색의 비금속 고체가루이며 물에는 잘 녹지 않으나 이산화탄소나 알콜에는 다소 녹는다고 한다.

유황의 약리 작용

Q 유황이 어떻게 사람의 질병을 극복하는데 도움을 주나요? 뭔가 특별한 성분이 있는 것 아닌가요?

A 마늘을 강장식품이라고 하는데 밭에서 자라는 마늘은 흙 속에 있는 유황을 뿌리로 흡수한다. 이렇게 흡수된 유황에는 특수물질, 즉 알라신이나 알릴설파이드 등이 함유되어 있다. 바로 이 물질이 마늘의 고유 기능을 갖게 한다.

이러한 물질은 크게 세 가지 역할을 한다.

첫째, 유황은 노폐물이나 독소 제거 능력이 탁월하다. 유황온천에서 목욕을 해본 사람은 쉽게 알 것이다. 유황온천수는 우리 몸의 피부(세포)에 있는 노폐물이나 독소를 제거해 주기 때문에 피부가 윤기를 내며 보드라워진다. 아마 지구상에서 이제껏 발견된 물질 중 가장 뛰어난 독소 제거 능력을 지닌 것이 바로 유황일 것이다.

신체의 모든 질병은 만병일독(萬病一毒)에서 비롯된다. 즉, 체내의 독소, 노폐물만 제거되면 혈액순환이 월활해지기 때문에 질병의 뿌리를 뽑았다고 봐도 틀림 없다.

둘째, 유황 성분은 세포 재생 능력이 탁월하다. 우리 몸의 세포들은

3~200일 내에 신진대사에 의해 모두 교체된다. 그러나 원활한 혈액순환이 이뤄지지 않으면 신진대사로 새롭게 탄생한 세포일지라도 탄생부터 노폐물을 안고 태어나게 되고, 더 문제는 원활한 세포 신진대사(세포재생 작업)가 이루어지지 않는다.

그러나 유황의 특수 성분은 이러한 문제를 일시에 해결해 주는 해결사 역할을 해낸다. 노인들의 피부에 나타난 검버섯도 유황오리를 복용하면 말끔히 제거될 뿐만 아니라 제거된 그 자리의 피부가 소녀처럼 보드랍고 연한 피부색으로 바뀐다. 당뇨로 상실된 발톱이나 탈모로 잃어버린 머리카락, 신장투석밖에 할 수 없는 신장(콩팥)이 원래의 능력을 갖게 되어 투석 횟수를 줄이게 된다. 종래는 투석을 더 이상 할 필요가 없어지는 분이 많은 것도 바로 이런 성분의 효능일 것이다.

셋째, 에너지 기능이다. 병석에 오래 누워 있던 환자들, 큰 수술 후 기력을 탈진한 환자들과 산모들이 유황오리를 먹게 되면 언제 누워 있었던가 싶게 활기찬 생활을 하게 된다.

이 능력은 본질적으로 항암(종양) 박테리아나 바이러스에 대하여 강하게 항균 작용을 해낸다. 암종양은 워낙 독성이 강한 물질이기에 보통의 화공약제로는 퇴치가 불가능하다. 일반 병원에서 항암 치료를 받았는데도 얼마 후 재발되는 것은 완벽히 암종양을 박멸해 내지 못했기 때문이다.

그러나 천연물질인 유황성분의 특성을 살려 강력하게 항균 작용을 해내는 것을 < 참 좋은 생명의 집 > 에서 경험해 보았다.

03
유황오리는 신이 내린 선물

A 미식가라면 제일 먼저 꼽는 음식 중의 하나가 바로 패킹덕(peking duck), 일명 '베이징 덕'이라는 요리이다.

만두피보다 조금 더 큰 밀가루피로 대추나무로 구운 오리고기와 오리고기의 껍질을 싸서 먹으면 맛이 일품이다. 고소하고 향내가 은은해 모두가 좋아하는 특미 중의 하나이다.

중국의 미인인 양귀비는 유황을 먹여서 키운 오리를 즐겨 먹었는데, 빛이 전혀 들어오지 않는 곳에서 50일 정도 키운 오리를 복용하고서 정력을 과시했다고 한다.

청나라 말기의 서태후는 유명한 미식가여서 한 번 먹은 음식은 결코 다시 입에 대기를 꺼려 했지만, 유황오리만은 평생을 즐겨 먹어 젊은 남자들과 스캔들을 만들어내기도 했다.

예로부터 현재까지 중국을 비롯한 동남아시아권에서는 스테미너 음식의 최고 일등품으로 유황오리를 손꼽는다.

그렇다면 이토록 유명한 유황오리에는 어떤 성분이 포함되어 있는 것일까?

오리고기에 대한 영양학적 연구를 보면 단백질의 기본 구성단위인 양질의 아미노산이 많이 함유되어 있다. 즉, 여러 가지 아미노산을 골고루 포함하고 있으며, 특히 라이신, 발린, 로이신, 메치오닌 등 인체에 꼭 필요한 아미노산을 다량 포함하고 있다.

오리고기는 동물 중 아주 특이하게도 알칼리 식품이기 때문에 인체의 산화를 막아준다. 서양 사람들은 불포화 지방산이 60%, 콜레스테롤이 92.5mg인 닭고기를 다이어트나 동맥경화 예방 식품으로 많이 먹는다. 그런데 오리고기는 불포화 지방산이 70%, 콜레스테롤이 70.5mg 포함하고 있다. 그러므로 효능면에서 닭고기보다 중풍, 고혈압, 당뇨 등에 더 뛰어나다. 유황오리가 인체에 흡수되면 항체 형성에 큰 도움을 주며 모든 질병에 대한 내성을 키워 웬만한 감기나 질병 등에 쉽게 걸리지 않는다. 그리고 면역력이 늘어나 암 박멸에 그 어떤 식품보다 뛰어나기 때문에 화학요법에 의존하는 의학의 한계를 대체시키는 항암 식품으로 각광을 받고 있다.

또한 유황오리는 비타민E가 풍부하여 노화 방지, 세포재생 능력이 뛰어나다. 그리고 레시틴이라는 인지질이 있어 지질을 작게 분산시키는 생리작용을 하여 장기 복용을 하면 협심증, 간질, 뇌질환, 심근경색, 동맥경화에 효과가 크다.

뿐만 아니라 칼슘. 인, 철, 단백질, 비타민A, 비타민B₁, 비타민B₂ 등이 다른 식품보다 풍부하여 어린이 성장촉진, 병후 회복, 성기능 향상, 임파구의 강력한 백혈구와 적혈구 생산, 각종 암 질환 퇴치에 강력한 항종양 작용을 나타내어 건강 보조식품으로도 으뜸이다. 그래서 질병으로부터 면역력으로 건강을 회복하고 치유하는데 먹는 음식 중에 유황오리를 신이 내린 최고의 식품으로 꼽는 것이 아니겠는가!

04

예로부터 검증받은 유황오리

A 유황이나 오리에 대한 자료를 조사해 보면 옛 문헌에도 그 효능에 대한 것들이 실려 있는 것을 알게 된다. 동양 최고 의서인 『산농본초경』에는 "유황의 법제를 잘 하면 양을 강하게 하여 스테미너를 강화시키고 근육과 뼈를 튼튼히 하고 탈모를 방지한다. 사람이 유황을 먹을 수만 있다면 질병 없이 건강해질 수 있다."고 하였으며, 중국의 유명한 약학서인 『본초강목』과 『편자심서』의 제 1처방인 금단액의 주원료로 쓰인 것이 바로 유황인데, 도가에서는 '금단'이라 하여 불로장생의 선약(仙藥)으로 전해 내려 왔다. 『동의보감』에 의하면 유황은 그 성질이 매우 뜨겁고 맛이 시고 독성이 강하지만 몸 안에 있는 냉기를 몰아내고 뱃속의 오래 된 덩어리와 나쁜 기운을 다스리고 근골을 굳세고 강하게 한다고 한다.

우리 조상들은 유황을 생활 속에서도 활용하였는데, 장마 때 우물물이 탁해지면 유황 덩어리를 물 밑에 묻어두어 탁해진 우물물을 정수시켰으며, 초봄에 과수원에 병충해 방지를 위하여 농약 대신 유황을 석회와 혼합하여 뿌리기도 하였다. 머리에 버짐이나 피부병에 걸렸을 때 유황을 물에 타서 머리를 감으면 깨끗이 나았고, 연탄가스 중독이나 농약에 중독되면 유황 성분이 들어 있는 동치미 국물을 마셨다.

이미 널리 알려진 오리에 대한 내용을 보면 다음과 같다.

소화를 잘 시키고 기운을 돋아주며 허열을 제거하여 주고, 소변을 잘 나오게 하므로 복수, 부종, 요통 등에 좋으며, 피가 부족하여 어지럽고 머리가 아픈 것을 치료할 수 있다. 만성적 기침을 멎게 하고, 폐결핵으로 뼛속이 후끈후끈 달아오르는 경우에도 효험이 있으며, 무엇에 놀라 간질을 일으키는 사람과 입이 마르고 성격이 급하면서 쉽게 지치는 사람에게 좋고, 당뇨병, 부신피질 기능 저하에도 좋다.

유황오리 사육현황

Q 〈참 좋은 생명의 집〉에서는 유황오리를 직접 어떻게 키우고 있는지요?

A 〈참 좋은 생명의 집〉에서 사용하는 모든 유황오리는 별도로 '프란치스코 농장'에서 기르고 있다.

사료는 배추, 무, 당근, 마늘, 생강, 버섯, 굼벵이, 뱀, 벌레와 약초, 유황, 숯 등을 섞어 만들며, 이렇게 만든 사료를 섭취시킨 고품질의 유황오리를 생산하는 데 정성을 다하고 있다.

환경은 cage별로 적당한 숫자를 풀어놓고 햇빛과 운동을 위한 공간이 마련되어 있고, 물을 좋아하는 오리를 위해 수영 공간이 별도로 되어 방목에 가까운 수준으로 사육하고 있다.

유황오리 엑기스 제조

Q 유황오리 엑기스가 어떻게 제조되는지 궁금합니다. 상세히 설명해 주십시오.

A 〈참 좋은 생명의 집〉에서 제조되는 유황오리 엑기스는 단일 품목으로 제조되지 않는다. 주문을 받으면 환자의 질환에 적합한 재료를 준비한다.

개별 제조 도기에 유황오리를 넣고 환자의 질환에 적합한 버섯, 약초 등의 재료를 선별 첨가하여 엑기스를 제조한다. 다만 기본으로 들어가는 식품 십여 가지는 동일하다.

유황오리 엑기스는 약초, 해초를 질환에 따라 첨가하고 외부에 공개하지 않은 특수한 식품을 사용하기 때문에 국내에서 최고로 신뢰받는 상징제품으로 자리를 잡게 되었다.

엑기스는 한 팩에 80mg 이상을 원칙으로 하며 일반용(단지 기력이 약하거나 질환이 있더라도 경미할 경우)과 환자용(경증, 중증, 특별용)으로 구분 생산한다.

포장 단위는 50일분으로 하고 있다. 암 질환이나 중풍 등의 난치병, 불치병이 일차적으로 치료되었으나 재발을 염려하는 사람들이 복용하는 생명버섯약초 엑기스는 가격이 저렴하다. 이러한 생명버섯약초 엑기스를 복용하면 평생 누구나 재발의 공포로부터 해방될 수 있으므로 많은 사람들이 복용하고 있다.

유황오리 엑기스는 1년 이상 키운 유황오리가 주재료이고 식품이나 버섯, 약초가 부재료이다. 생명버섯약초 엑기스는 약초(해초 포함)가 주재료이고, 약간의 유황식품, 천연식품, 버섯 등의 부재료이다.

유황오리의 특이한 냄새를 싫어하는 분들, 단숨에 질환을 치유하는 것이 아니라 건강한 위, 장, 간, 골격을 튼튼하게 하여 면역력과 항균력을 높여주는 항체 형성에 초점을 두고 재발 방지와 건강 유지를 목적으로 하는 분들, 악성 피부질환과 노화방지를 원하는 분들에게는 더없이 좋은 제품으로 애용자가 점차적으로 늘어나고 있다.

유황오리는 만병통치약?! 07

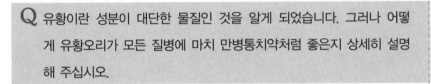

Q 유황이란 성분이 대단한 물질인 것을 알게 되었습니다. 그러나 어떻게 유황오리가 모든 질병에 마치 만병통치약처럼 좋은지 상세히 설명해 주십시오.

A 듣기에 따라서는 옛날 페니실린이 만병통치약이라고 했던 것처럼 들리기도 할 것이다.

그 당시에도 여러 약이 많았지만 내성이 강해진 균에 대하여 강력히 대응할 방법이 없어 급성폐렴, 임질 등의 성병, 화농성질환에 속수무책이었다.

이때 페니실린이 발명되어 그 강력한 항균력으로 많은 목숨이 구제되었다. 그래서 한때 사람들은 페니실린을 만병통치약이라고 했던 것이다.

그러나 유황오리가 고혈압, 당뇨, 갑상선, 위, 대장, 간, 신장, 췌장, 담낭, 관절, 백혈병, 뇌혈전, 피부아토피, 성기능 개선, 여성제 질환, 귀울림증, 간질, 천식, 폐질환, 전립선 등의 모든 질병은 물론 각종 암 질환과 부종복수 등의 난치병 혹은 불치병에 유효한 기능을 발휘하기에 만병통치약이라고 부르는 것도 무리는 아니라고 본다.

그러나 한 가지 알아야 할 점은 일반 병의원에서 치료하는 약들은 해당 질환을 직접 치료하는 작용을 하지만, 유황오리는 그것과는 근원적으로 다른 방법에 의해 질병을 극복하게 한다. 즉, 유황오리는 유황이 가진 세 가지 큰 기능으로 생긴 면역력 강화로 자연치유력을 확보하여 그것으로 질병을 극복하는 것이다.

예를 들어 감기에 자주 걸리는 사람이 유황오리 엑기스를 복용하면 우선 체내의 노폐물이나 독소가 제거되어 예전과 달리 혈액순환이 원활해진다. 혈액순환이 원활해지면 혈액 속의 산소나 영양소가 필요한 모든 기관에 신속하고 적절하게 공급된다.

결과적으로 모든 기관들은 외부나 내부로부터 발생한 병균에 저항할 수 있는 항균력이 월등히 강력해질 수밖에 없다. 특히 유황의 원천적 에너지가 폭발적으로 합세하여 쉽게 병균을 제압하게 된다. 그러므로 감기 같은 바이러스가 신체에 침입해도 새롭게 마련된 면역력으로 쉽게 이겨낼 수 있다. 이것은 약을 복용하여 치료된 것이 아니라 새로운 자연치유력을 갖게 된 결과이다.

이와 같이 유황오리는 모든 질병의 근원을 해결하기 때문에 건강 보조식품으로서 으뜸인 것이다.

모든 체질에 맞는 유황오리

Q 사람들은 체질이 다르기 때문에 음식도 체질에 맞는 음식이 따로 있다고 들었는데, 유황오리는 모든 체질에 맞다고 하니 그 이유가 무엇인지 궁금합니다.

A 어떤 사람은 육류를 좋아하고, 어떤 사람은 채소를 좋아하는 등 사람마다 원하는 음식이 다르다. 이것은 사람마다 각각 다른 체질을 갖고 있기 때문이다. 특히 사람이 똑같은 질병을 앓고 있어도 어떤 체질이냐에 따라 치료하는 약은 다르게 된다. 이처럼 사람의 체질을 구분하여 각 체질에 맞는 약을 처방하도록 한 것이 바로 이제마 선생님이 주장한 '사상체질론'이다.

이제마 선생님의 사상체질론은 사람의 체질을 태양, 태음, 소양, 소음의 사상체질로 구분하여 발전되었으며, 그 이론은 음양오행설이라고 하는 상위 개념에 뿌리를 두고 있다. 이 음양오행설은 자연을 음양으로 인식하는 것이며, 이 사상은 우주를 인식하는 태극론에서 나온다고 볼 수 있다. 즉, 우주 속에 자연이 있고 자연 속에 사람이 속하는데, 그 사람들을 체질에 따라 태양인, 소양인, 태음인, 소음인으로 구별하는 것이다.

그런데 모든 자연은 음양으로 볼 수 있다. 그중에서 사람은 남녀로,

동식물은 암수로 구분하는데, 유황오리를 음양 원리로 해석하면 유황
은 양, 오리는 음에 속한다. 그 두 가지가 합해졌기 때문에 유황오리는
음양을 모두 간직한 것이다. 그러므로 음양이 합해진 유황오리는 사람
의 체질이 음이든 양이든 상관없이, 즉 체질에 관계없이 먹을 수 있는
것이다.

5장

암, 암세포도 내 생명체다

건강을 당연하게 받아들이지 마라. 대체로 건강을 잃기 전에는 건강에 대해 감사할 줄 모르는 법이다. 물론 평생 건강하다면 바랄 나위가 없을 것이다. 하지만 건강할 때 그 건강을 유지할 수 있는 일들을 적어도 세 가지 정도는 매일 의식적으로 행해라.

－어니 J. 젤린스키

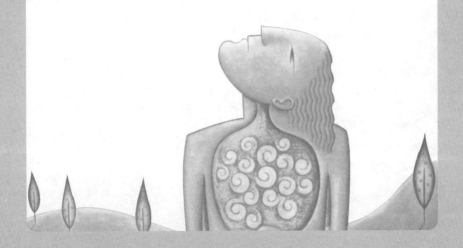

01 사람은 죽어도 암세포는 살아 있다

A 혹이라고도 하는 종양에는 양성과 악성, 두 가지가 있다.

먼저 양성 종양은 성장이 느리고 한계가 있어 일정 상태에 이르면 성장이 멈춘다. 그리고 이로 인하여 고통은 따르지만 소위 암처럼 극히 위험한 경우는 드물게 나타난다.

그러나 음성 종양은 환자가 죽은 후에도 관 속에서 살아 있고 뼈가 있는 한 10년이 지난 후에도 살아 있음을 확인할 수 있다.

이러한 음성 종양의 가공할 만한 존재 때문에 암을 두려워하는 것이 아닐까 한다. 암은 정상세포가 비정상세포로 변하여 된 것이다. 이 암은 신체 조절기능이 먹혀들지 않아 멋대로 분열, 증식하는 일종의 무법자이다. 또한 지나치게 급성장함으로써 정상세포가 섭취할 영양분을 모두 가로채며 혈관이나 림프선을 따라다니면서 온 몸에 그 세력을 퍼뜨려 결국 사람을 죽게 만든다.

암세포는 2, 4, 8, 16······. 이렇게 30번을 분열하고나면 10억 개의 암세포가 되는데, 이때의 암 덩어리는 직경 1cm에 1g 정도이고 이때에야 비로소 진단할 수 있다. 40번을 분열하면 암세포가 1조 개로 무게

100g에 이르고 이 정도에 이르면 어느 누구도 살 수 없게 된다.

암 중에는 10년이 되어도 증상이 나타나지 않는 경우도 있는가 하면 암세포 숫자가 두 배로 되는 시간이 하루 만에 이루어지는 경우도 있다. 소세포 폐암의 경우 3주에 두 배로 자라기도 한다. 대개 성장 속도가 느린 암이 전이(암이 옮겨가는 것)가 잘 안 되며 젊은 나이의 환자나 임신 중에 생긴 암이 빨리 진행되고 노인들은 느리다.

생존율 어디까지 믿어야 되나요?

Q 저희 아버지는 위암인데 의사 선생님이 5년 생존율이 30%라고 하였습니다. 이 말이 무슨 의미인지 정확히 알고 싶습니다.

A 5년 생존율이란, 환자가 암치료 후 5년까지 몇 명이 생존해 있는가를 의미한다.

어떤 암의 경우 5년 생존율이 70%라면 100명의 암환자 가운데 70명이 치료 뒤 5년 이상을 생존하였다는 것을 의미한다.

아버님은 위암 3기 정도인 것 같은데 항암이나 방사선 치료를 하였으면 비록 전이가 안 되었어도 의사들의 통계로 30% 정도만 5년 이상을 살았거나 생존했다는 얘기가 된다.

위암의 경우 조기발견(1기) 후 바로 수술하면 5년 생존율이 95%라고 한다. 빨리 발견하면 그만큼 좋다는 얘기이다.

그런데 우리가 여기서 짚고 넘어가야 할 점이 있다. 의사들이 말하는 통계에는 하나의 애매함이 있다.

첫째는 위암 1기의 경우 수술만 하였지 방사선, 항암 치료 등을 하지 않았다는 점이고, 둘째는 3기의 경우 항암이나 방사선 치료 중 어느 한쪽만 하거나 두 가지 치료를 병행하여 치료 당시 분명 암이 소멸되었다고 했는데, 얼마 후 온몸에 전이되었거나 전이가 안 되었어도 생존율이 30% 밖에 안 된다는 점이다. 더구나 생존자 30%의 범주에 속한 사람이 의사의 지시에 따른 치료만을 하는 것은 아니다.

그 중 일부는 의사의 지시대로 치료를 받다가 중도에 식이요법이나 건강 보조식품 요법 등의 자연의학, 즉 대체의학으로 생존한 경우도 있을 것이다.

즉, 암 환자들이나 그 보호자들은 의사들이 말하는 몇 년 생존율 몇 %에 너무 매달릴 뿐, 그 안에 내재되어 있는 진실을 꼼꼼히 따지지 않는다. 그러므로 충분히 자연의학으로 살 수 있는 사람들이 죽어가는 경우가 허다하다.

만약 3기일지라도 어느 정도까지만 의사의 지시대로 치료(항암, 방사선)를 하고, 그 이후 자연의학 치료나 면역력을 높이는 자연치유력으로 암을 극복한다면, 그 지독한 항암제나 방사선의 피해를 줄일 수 있다.

그러므로 의사가 말하는 생존율 몇 %라는 것은 어디까지나 참고사항이지, 그것을 따라버리면 얼마 후 옛말처럼 그 말이 씨가 되어 그대로 되는 경우가 많다.

생명은 하나이다. 결코 둘이 아니라는 얘기이다. 그러므로 보다 신중하게 대처해야 한다. '그래도 5년은 살 수 있다니……' 라는 생각을 해서는 안 된다. 그러한 생각이 맞다 할지라도 본인이 그 30%에 해당된다고 누가 믿을 수 있을까? 마찬가지로 역시 70%는 사망한다는데 자신이 그 70%에 해당되지 않을 거라고 누가 보장할 수 있겠는가?

흡연이 암의 절대적 원인은 아니다

Q 저희 언니는 담배도 안 피우는데 폐암 말기환자입니다. 이유를 모르겠습니다. 어떻게 된 것입니까?

A 담배가 폐암뿐만 아니라 다른 암에도 영향이 큰 것은 부정할 수 없다. 그러나 흡연보다 10배나 발암 위험률이 높은 것은 자동차 배기가스이다. 왜냐하면 배기가스에는 체내 세포의 유전자에 붙어 정상 세포를 암세포로 변질시키는 벤죠피렌이 많이 함유되어 있기 때문이다. 그래서 대도시 주민이 농촌 주민보다 2.6배나 폐암에 걸리는 확률이 높다고 한다. 대도시의 공기 중에는 발암 물질이 되는 벤젠, 벤죠피렌이 다량 포함되어 있어 사람의 호흡기관으로 들어와 폐암을 유발한다. 또 잘못된 식생활로 폐암이 발생한다. 비타민이 많이 함유된 녹황색 채소나 과일 섭취가 적어도 폐암에 걸린다. 그 밖에 석면 취급 근무자, 건전지 생산공장 근무자, 조선소나 보일러공 등의 특수직업에 근무하는 경우가 일반 직종보다 폐암에 많이 걸린다.

끝으로 음주도 면역력을 떨어뜨려 암을 촉진하기 때문에 조심해야 한다. 또한 어떤 암이든지 스트레스가 주원인이라는 사실을 잊지 말기 바란다.

04
미리 알수 있는
암의 자각 증상들

Q 병원에 가서 진단을 받아도 종양의 크기가 1cm나 1g이 안 될 때에는 나타나지 않아 암인지 아닌지를 모른다는데, 미리 알 수 있는 자각 증상에는 어떤 것이 있는지 알고 싶습니다.

A 1cm, 1g이 아니더라도 혹은 전신에 암이 전이되어도 증세가 거의 나타나지 않아 모르고 죽음을 맞이하거나 우연히 병원에 갔다가 말기 암 판정을 받는 경우도 많다. 참으로 어이없는 일이다.

그렇다면 암인지 아닌지를 미리 알 수 있는 자각 증세에는 어떤 것이 있을까?

인체의 체세포 가까운 곳에 발생한 암은 그 모습을 주의력 깊게 관찰만 한다면 미리 알 수 있다.

예를 들어 유방암의 경우 피부 밑, 위암의 경우 명치 끝, 간암의 경우 오른쪽 갈비뼈 밑에서 딱딱한 멍울이 만져진다. 그리고 식도암의 경우 음식물을 삼키기 어려워질 때가 많고, 위암의 경우 구토가 생기며, 대장암일 경우 변비와 복통이 자주 생긴다. 또한 전립선암의 경우 소변이 잘 나오지 않고, 담도암이나 췌장암의 경우 담도가 막혀서 십이지장으로 배설하지 못한 담즙이 혈액 속으로 반대로 흘러 들어 황달이 발생하고 소변이 검붉게 나타난다.

　이러한 암 증상 중 하나는 출혈인데 암세포가 빨리 증식되면 혈관에 영양분과 산소의 공급이 이루어지지 않아, 결국 그 부분의 암세포가 죽게 되고 그 부분이 헐게 되어 출혈이 생긴다. 자궁암의 하혈, 직장암의 혈변, 폐암의 혈담, 위암의 토혈, 방광암의 혈뇨, 유방암의 혈성 분비물 등이 바로 그러한 현상에 속한다.

　일반적으로 암이 발생하면 마른기침, 두통, 빈혈, 마비, 목소리 쉼, 식욕부진, 오한, 통증 등으로 몸이 쇠약해지고 마르게 되어 원인불명의 고열이 자주 발생한다.

　선암 같은 경우는 체내의 칼슘을 빼내기에 뼈가 부실해져 쉽게 골절되기도 한다. 이러한 증상이 있으면 일단 병원을 찾아가 진단을 받는 것이 현명하다.

05 면역요법의 완벽한 능력

암, 굶기병 이렇게 하면 산다

Q 의사들이 암환자에게 하는 치료법 이외에 보조수단으로 각광받고 있는 면역요법에 대하여 간략하게 설명해 주십시오.

A 면역요법의 역사는 얼마되지 않았다. 그동안 의사들은 암치료에 있어 세 가지 방법을 써 왔다.

수술(Cutting)하고, 그래도 부족하다 싶으면 항암요법(Killing), 그래도 안 될 것 같으면 방사선요법(Burning)을 시행한다. 그러나 이 방법들은 사람들을 후유증에 시달리게 하였다.

그래서 그 대안으로 나타난 면역요법은 최근 10년 사이에 많이 발전하였다. 면역요법이란, 인체가 갖고 있는 면역 기능을 회복, 강화시켜 환자 스스로 암을 퇴치하게 하는 것이다.

건강한 사람이면 평상시 면역력으로도 암세포 천만 개를 깨끗이 죽일 수 있다. 그래서 건강한 사람은 흡연을 하고 오염된 공기 속에 살아도 폐암에 걸리지 않는다.

우리 몸이 건강하면 그것은 곧 항체와 면역력이 강하다는 것을 의미한다.

처음 암세포와 격돌하는 것은 임파구이다. 결국 임파선은 암세포와 임파구의 싸움터가 된다. 만약 이때 암세포가 이기면 전이는 물론 암이 커지고, 지면 암세포는 소멸하게 된다.

그러므로 어떻게 해서든지 면역력을 키워야 한다. 항암 치료보다 안전하다는 방사선 요법은 장점도 많지만, 그 후유증이 실제로 6~12개월 후에 나타나고, 어떤 경우에는 10년 후에도 나타나기 때문이다. 그러나 면역요법은 거의 부작용이 없거나 있더라도 아주 미미하다. 빠른 시간 내에 효과가 나타나지는 않지만 우선 더 이상 나빠지지 않게 붙들기만 하면, 그 다음은 성공이나 다름없기 때문이다.

06

김치, 된장국도 발암 물질이다

Q 김치가 암을 예방하고 사스에도 강력히 대응한다고 하여 외국에서 김치 선풍이 일고 있습니다. 그런데 어떤 사람은 김치도 발암 물질이라고 하는데 맞습니까?

A 결론부터 말하자면 김치나 된장도 경우에 따라서는 발암 물질이 되고 만다.

싱싱한 채소는 관계없으나 소금에 절인 채소에는 질산염이 염분과 결합해 아질산염으로 변하기 때문이다. 이 아질산염이 생선(얕은 물에 살고 비늘이 없는 오징어, 정어리 등) 속의 아민 성분과 결합했을 때 발암이 시작된다. 아민과 아질산염이 결합하면 '니트로(아질산염)소아민'이라는 강력한 발암 물질이 생기는데, 이 음식이 바로 젓갈 김치이다. 이 니트로소아민은 식도암, 위암, 간암을 일으키는 물질이다.

또 간장이나 된장에도 '아플라톡신'이라고 하는 발암 물질이 다량 함유되어 있다. 아플라톡신은 땅콩, 콩 등에 피는 곰팡이균으로 이것 역시 간암의 발암 물질이다.

설혹 김치, 된장, 간장 등에 암 유발인자가 있다 할지라도 미량일 경우 사람의 인체는 그 유발인자를 충분히 격퇴시킬 수 있다. 그러나 김치나 된장이 좋다고 과량 섭취했을 때는 결코 건강에 도움이 되지 않는다는 점을 명심해야 한다.

"한 가지 병에 천 가지 처방"이란 속담처럼 사람 숫자만큼 입 달린 사람들은 선의로 처방을 내린다. 그러나 실제 본인이 수많은 확인을 하지 않은 한 가지 얘기가 경우에 따라서는 건강을 회복할 수 있는 환자를 죽음으로 몰아넣는 경우도 발생할 수 있다.

07

운동을 많이 하면 죽는다

Q 저희 아버지는 오랜 고생 끝에 암을 극복하여 건강하십니다. 그런데 재발을 막기 위해 운동을 많이 해야 한다는데 운동요법이 효과가 있는지요?

A 적당한 양의 깨끗한 공기는 생명을 지키는데 아주 중요하고 소중하지만, 지나치면 공기 중의 산소가 유전자를 변질시킨다.

공기 중의 산소는 항상 21%를 유지한다. 이보다 부족하면 호흡 곤란이 오고 넘치면 해독이 된다. 동물에게 산소를 30% 이상 공급하면 산소 과잉으로 세포가 상하여 죽어 버린다.

과식을 하거나 운동을 격렬하게 했을 때 숨이 가빠지는 현상은 산소가 부족하기 때문이다. 세포로 영양소가 들어가면 에너지로 바꾸기 위해 연소를 시작하면서 더 많은 산소를 요구하게 되고 그 때문에 숨이 가빠지는 것이다.

이 순간 세포는 체내의 물을 이원화시켜 산소를 공급받고자 하지만 세포가 직접 만드는 산소는 원자 2개(H_2O)가 아니라 1개인 상태로 존재한다. 이러한 산소를 활성산소라고 한다.

이 활성산소는 물과 닿는 쇠가 녹이 슬듯이 핵산을 잡고 늘어지며, 이러한 핵산이 변질되어 세포를 망치고 간에 부담을 준다. 이러한 활성산소를 해독하는 기관이 바로 간인데 과식을 하거나 운동을 너무 많이 하면 간이 피곤해져 해독을 시키지 못하기 때문에 세포와 피부에 그대로 남게 된다.

간이 나쁜 사람을 보고 안색이 검다고 하는 이유는 바로 이러한 현상 때문이다.

결국 무절제한 생활, 즉 과식이나 적당한 운동이 아니라 건강을 위한 답시고 무리한 등산, 여행, 레저생활을 하는 것은 활성산소를 양산하여 면역력이 약한 사람을 쉽게 쓰러뜨리는 것이다.

08

활성산소를 중화시키는 방법

> **Q** 그토록 인체에 해로운 활성산소를 그대로 놔둘 수는 없지 않나요? 이미 세포에 침투한 활성산소를 없애는 방법을 설명해 주십시오.

A 활성산소를 발생하는 것은 과식, 심한 운동, 계속되는 스트레스는 물론 공기 중의 산소와 기름이 결합하여 발생된 활성산소 덩어리인 피자, 라면, 콘칩 등의 식품에서도 나타난다.

그래서 산소와 기름이 결합된 식품은 먹지 말아야 한다. 그러나 우리의 생활은 이러한 환경에 노출되어 있다. 이럴 때에는 중화라는 방법을 써야 한다. 즉, 산화방지제가 많이 들어 있는 식품을 먹음으로써 해결하는 것이다.

이러한 산화방지제로는 비타민C, β-카로틴, 비타민E 등이 있다.

먼저 비타민C는 채소, 과일, 고구마, 감자, 옥수수 등에, β-카로틴은 당근, 호박, 고구마 등에, 비타민E는 통밀, 현미 등에 많이 함유되어 있다.

그 중에서도 특히 암환자들은 β-카로틴 성분을 함유한 각종 약용버섯에 눈을 고정시킬 필요가 있다.

예를 들어 표고버섯에는 고분자글루칸인 레티난이 함유되어 있고,

운지버섯에는 클레스틴이 있다. 이들은 면역력을 강화시키는 항암제로서 현재 자연의학에서 각광을 받고 있다.

각종 약용버섯(표고버섯, 상황버섯, 신령버섯, 운지버섯, 차가버섯, 팽이버섯 등)은 다당류를 포함하고 있기 때문에 놀라운 발암 억제작용을 한다. 그리고 B-글르칸은 산화작용과 암 억제력이 뛰어나 면역증강 물질로 앞으로 많은 연구가 진행될 것이다.

그러나 이 또한 너무 과량이 되면 문제가 되어 처음에 차라리 복용하지 않았으면 좋았을 것이라고 화제가 된 적이 있다.

09 약용버섯, 약초 끓이는 방법

Q 선물로 받은 상황버섯과 약초들을 가지고 있는데 이러한 것을 복용하려면 어떻게 끓여야 하는지요?

A 대부분 사람들은 어떤 약재가 좋다는 말을 들으면 그것을 끓여먹기만 하면 좋은 것으로 생각한다. 그러나 중요한 사실 한 가지를 생각하지 않고 있다.

모든 생명체는 자신을 지키기 위한 방어수단을 갖고 있다. 그러한 방어력의 강약이 있을 뿐 모두 그 방어력을 구사한다. 자기생존을 위해서이다. 그런데도 사람들은 그러한 사정을 외면하려는 경향이 있다.

어떤 식물이라도 자기방어력을 가지고 있는 이상 1~2가지만을 넣고 끓이면 독이 제거되지 않는다는 점이다. 그래서 4가지 이상을 함께 끓일 때에야 서로가 서로의 자기 방어력, 즉 독이라고도 해도 좋은 것을 중화시키게 된다.

예를 들어 흔히 한약재 중 감초를 '약방에 감초' 라고 한다. 모든 한약재를 끓일 때 꼭 들어가기 때문이다. 그런데 감초를 넣는 이유는 바로 감초의 제독 능력 때문이다. 감초는 면역증강 물질도 들어 있지만 제독 능력이 있어 다른 약재의 방어력을 무력화시킬 뿐아니라 여러 약재의 효능을 극대화시킨다.

야채를 먹을 때도 네 가지 이상을 고루고루 섭취하는 것이 바람직하다. 그래서 어떤 학자는 색깔별 야채를 권유하기도 한다. 단일색 녹황색 채소만 식탁에 놓여 있으면 식욕도 증가하지 않지만, 여러 음식 색깔은 식욕을 돋우고 각 음식물이 갖고 있는 독성을 중화시키고 그 효율성을 높여 준다.

이렇게 상황버섯에 세 가지 이상의 첨가물을 넣으면 더욱 좋아지는 것이다. 그러나 이때 어떤 것을 넣는가는 별개의 문제이다. 아무것이나 넣어서는 안 된다.

가령 무를 넣으면 무의 성분이 모든 약효를 무효화시키는 경우가 있다. 그러므로 궁합이 맞아 서로 보완할 수 있는 성분의 약효를 넣으면 상승 효과를 낼 수 있어 참으로 좋다.

10

U-포코이단의
가공할 암 박멸력

Q 해조류도 잘만 선택하면 암 예방이나 치료에 상당히 효과를 볼 수 있다고 하던데 어떤 성분이 그리한 작용을 하는지요?

A 미역, 다시마 등의 해조류에는 U-포코이단이란 물질이 함유되어 있다.

일본의 한 의과대학 연구소가 실험했는데 사람의 결장암 세포 1만 개를 넣은 실험용 그릇 샬레(실험용 유리 용기)에 다시마의 U-포코이단 용액을 주입한 결과, 24시간 후에는 암세포의 절반이, 72시간 후에는 거의 모든 암세포가 소멸했다고 한다.

그러나 U-포코이단을 주입하지 않았던 세포를 72시간 후에 살펴본 결과 무려 10배로 증가해 있었다고 한다. 더욱 놀라운 것은 이 U-포코이단이 암세포를 공격하여 죽이는 것이 아니라 암세포의 유전자가 자신의 유전자 분해효소에 의해 파괴되고 결국 자멸해 가는 아폽토시스(apoptosis; 세포 스스로가 자신이 평소 지닌 자살 프로그램에 의해 자멸해 가는 것) 현상을 유도해 결국 암세포를 격퇴시키는 놀라운 능력을 갖고 있다는 것이다.

우리는 앞으로 이 분야에 많은 노력을 해야 할 것이다. 왜냐하면 지금까지 개발한 어떤 항암제도 부작용이나 후유증이 큰 데 반하여 해조류는 U–포코이단의 경이적인 능력에 의해 암을 퇴치할 수 있기 때문이다.

현재 그러한 효과가 너무 완만하게 나타나기 때문에 강력하고 신속한 해독 능력을 지닌 유황오리나 유황이 다량 함유된 식품을 복용해야 한다. 시간이 많이 걸려도 예방 차원에서 그 효율이 입증되었기 때문이다.

11

오래 살더라도
암환자로 사는 것은

Q 저희 오빠는 폐암 말기로 의사 선생님이 이제 석 달밖에 살 수 없다고 합니다. 기적 같은 것이 우리 가족에게 없을까요? 제발 치유될 수 있는 방법을 알려주십시오.

A 아무도 계란을 세울 수 없지만, 계란의 아랫부분만 깨뜨리면 누구나 계란을 세울 수 있다. 기적이란 바랄 수 없는 좌절한 사람들에게 보이는 현상일 수도 있다. 그러나 남이 못한다고 하여 나도 못할 때 그러한 현상은 결코 나의 것이 될 수 없다.

그동안 <참 좋은 생명의 집>에서 폐암 환자의 치료를 도와주었는데 그들은 대부분 3기 암환자로 말기였으나 지금은 건강하게 살고 있다.

그렇다면 그들은 모두 기적을 만들어 내는 마술사였을까? 결코 그렇지 않다. 기적은 기적을 소망하고 그 소망이 이루어질 수 있도록 최선을 다할 때 일어나는 것이다.

최선이란 무엇일까?

죽을 수밖에 없다는 체념이 아니라 살 수밖에 없다는 강한 의욕이 있어야 하고, 상식과 순리에 맞는 자연요법 시행과 왜 암환자가 되었는지 철저한 자기 반성과 새로운 자기 목표를 설정해야 한다. 그리고 끝없는 감사와 기쁨, 희망을 가지고 자연 치유가 되어 기적이 일어날 수 있음을 믿어야 한다.

12
실수가 반복되면 생명을 잃는다

Q 가족들의 반대와 찬성 속에 제 아내는 항암요법을 중단했다가 또 계속하고 다시 중단하고…… 이러기를 몇 차례 하였는데, 요즘 병원에 가면 의사들마저 냉담하게 대하며 집에서 요양이나 잘하라고만 합니다. 아내를 살릴 수 있는 방법은 정말 없을까요?

A 불이 나서 불 속에 갇혀 있던 사람이 겨우 밖으로 빠져나왔는데 다시 불 속에 재산이 있다고 뛰어들어 재산을 끄집어서 내놓고 또 어린 자식이 있다고 다시 들어가고…….

만약 이렇게 수차례 반복하면 그 사람은 어떻게 될까?

분명 부인께서는 처음 항암요법을 시작했을 때 부득이한 경우로 꼭 항암 치료를 해야만 되었다면 의사로부터 치료 일정에 대하여 통보를 받았을 것이다. 그러나 주변 암환자들이 항암 치료 후 어떻게 되었는가를 신중히 살폈어야 했다.

만약 일정기간 항암요법을 해보았는데 효과가 없었다면 그 방법을 또 해 보는 일은 그만 두었어야 옳지 않았나 싶다. 안 되는 방법에 매달리는 것은 치료를 해야만 하는 귀중한 시간을 놓쳐버리는 커다란 아쉬움을 남기기 때문이다.

불구덩이에서 나왔으면 신속히 제2의 카드를 시행해야 한다. 우리 주변에는 항암요법으로 살아난 암환자보다 자연요법으로 오래 살고 있는 사람이 더 많다.

설혹 항암요법으로 생존했다 하더라도 고통 속에 살았느냐 아니면 건강하게 살았느냐도 중요하다. 고통의 1시간은 평상시의 1년 아니 어쩌면 10년보다 더 길게 느껴지기 때문이다. 지금이라도 우왕좌왕 하지 말고 환자가 마음 편하게 하루라도 감사하며 살 수 있도록 도와주고, 상식과 순리로 운행되는 자연세계의 열차에 승차하기 바란다.

"하늘은 스스로 돕는 자를 돕는다."는 속담이 있다.

그리고 부자가 된 자는 부자가 되는 일을 하고 사업이 망하는 자는 대개 망할 짓을 한다고 한다. 그와 마찬가지로 스스로가 건강을 회복하여 행복하게 살아갈 수 있도록 스스로의 몸과 정신을 도와야 한다. 그래야만 하늘은 스스로의 믿음을 저버리지 않을 것이다.

13
방법은 오직 한 가지뿐

Q 지금까지 설명한 것을 종합적으로 정리하여 암환자가 완치되는데 꼭 해야만 할 일을 한 가지 알려 주십시오.

A 결론부터 말하자면 어떠한 암이나 불치병이라도 고칠 수 있다. 그런데 그 방법은 면역력 확보 여부에 달려 있다. 구체적으로 말하면 면역력 확보를 위해서 임파구를 강하게 만들 수 있느냐 없느냐가 결정 요인이다.

암세포를 죽이는 방법으로는 결코 암을 정복할 수 없다. 암세포를 죽이기 위해 항암제를 투여하면 암세포가 죽어 나가지만 동시에 정상세포도 죽어 나간다.

그뿐만 아니라 백혈구, 적혈구, 호르몬 등의 신체 필수물질까지 모두 황폐화, 초토화된다. 결과적으로 그렇지 않아도 그동안 암세포의 출현으로 소모된 면역력이 완전히 바닥나는 것이다.

임파구는 군대이다. 적군을 봉쇄시키거나 항복을 하는 나라를 지키는 보루이다. 그런데 과연 군대가 없는 나라가 존재할 수 있을까? 적군—암세포가 사멸됐으니 이젠 군대가 없어도 나라(신체)가 존재할 수 있다고?

암, 불치병 이렇게 하면 산다

천만의 말이다. 항암요법으로 대부분의 암세포가 죽었다지만 극미한 암세포는 무차별 항암 폭격으로 장기에 숨어 있다가 항암요법이 끝나면 훨씬 강력해진 힘(내성이 생겼기 때문에)으로 우리 몸을 유린하기 시작한다.

이곳저곳 자기의 동료(암세포)를 보내 여러 장기에 전이시키고 예전보다 더 악착같이 혈관을 통해 들어오는 영양분과 산소를 독식한다. 임파구(군대)가 없는 무주공산을 그들은 철저히 지배하고 약탈하고 종래는 숨을 끊어놓고야 만다.

그렇기에 암세포를 죽이는 일은 해서는 안 된다. 암세포도 사실 얼마 전까지는 정상세포였다. 죽이려고 하면 할수록 광분하는 것 역시 자연법칙이다.

그러나 임파구가 암세포에 들어가 암세포 스스로를 자살하게 하거나 항복을 받아 정상 세포로 되돌려 놓는다면 암은 끝난 것이고 기적은 시작된다.

14

암 정복 식품을 복용하자

암, 불치병 이렇게 하면 산다

Q 현재 암으로 고통 받고 있는 환자들이 복용해야 할 식품들을 알려 주십시오.

A "콩 심는 데 콩 난다."라는 속담이 있다. 콩을 심어놓았는데 팥이 나올 수 없기 때문이다.

그와 마찬가지로 암환자는 암을 치유할 수 있는 식품을 섭취해야 치유가 되는 것이지 건강에 좋거나 비싼 식품 혹은 희귀한 식품이라고 좋은 것은 결코 아니다.

식품은 암 발생 원인 중 1/3을 차지하며 특히 위암, 대장암, 소화기암 등에 커다란 영향을 미친다.

지방에 들어 있는 효소가 여성호르몬인 에스트로겐을 증가시켜 유방암과 대장암의 발생을 촉진시키는 것이 바로 좋은 예이다. 또한 방부제, 과다한 염분 섭취, 표백제, 합성착색료, 편식 등도 이 범주에 속한다.

반대로 발암 억제능력을 갖춘 식품도 많다. 경제적 부담없이 인체의 방어력과 면역력을 최대치로 끌어올릴 수 있는 식품을 말한다.

예를 들어 활성산소에 의한 산화를 방지하는 황산화 작용을 해서 발암을 억제하거나 퇴치·격멸시키는 물질이 이에 속한다. 즉 유황화합

114

물, 헤티놀, 비타민C, 비타민E 등이 함유된 식품이다. 특히 이들 중 유황 화합물의 능력은 아주 뛰어나다. 다른 식품의 능력이 삽질이라면 유황 화합물은 포크레인에 비유될 수 있다.

우선 유황 화합물은 암과 대결할 때 두 가지 작용을 한다.

첫째는 발암 물질의 독을 제거하는 해독효소를 활성화시키는 작용이고, 둘째는 활성산소를 제거하는 황산화작용으로 암에 즉각적으로 제동을 걸어주는 작용이다. 어디 그뿐인가? 유황 화합물은 황산화 작용으로 파괴된 세포들을 복구, 재생시키는 작업을 훌륭히 해낸다. 암세포 혹은 비정상세포를 정상세포로 바꾸는 일등 공신 역할을 톡톡히 해낸다. 그리고 기력이 떨어지고 능력을 상실한 각 세포에 폭발적인 에너지를 공급해 준다.

결과적으로 유황 화합물은 우리 몸을 지키고 파괴된 것을 복구하고 더 나아가 힘있는 세포로 만드는 작용을 멋들어지게 해낸다.

그런데 이러한 인체를 갖게 하는 식품들이 무엇일까?

바로 마늘, 양파, 파, 브로컬리, 양배추, 양상치, 가지, 순무, 부추 등이 있다. 이러한 음식물을 평상시 꾸준히 섭취하면 건강의 파수꾼 역할을 한다.

그러나 이들 식품의 뛰어난 장점에도 불구하고 환자들의 속을 태우는 단점은 효능이 나타나려면 시일이 상당히 소요된다는 점이다.

그래서 시간을 단축하고 보다 유황 함유량이 높은 식품으로 유황오리를 꼽는 것이다. 유황오리는 오랜(6개월 이상~2년 정도) 기간 동안 3~5일마다 1회씩 유황을 집중적으로 투여하여 사육하였기에 골수에 저장된 많은 유화 화합물을 일시에 인체에 주입할 수 있는 장점이 있다.

이는 옛날부터 많은 사람이 즐겨 사용해온 방법이다. 암투병중인 분들이 복용 후 '나에게도 이런 기적이 있었구나!' 하고 감탄하는 효능을 갖춘 좋은 식품임에 틀림없다.

이외에도 β-카로틴이 다량 함유되어 있는 각종 약용버섯, 해송 잎 등 발암 억제 능력을 가진 식품들이 많이 있다.

6장

각종 질병 치료시 주의해야 할 점들

건강한 신체와 맑은 정신을 가진 사람에게는 악천후처럼 좋은 것도
없다. 변화무쌍한 하늘은 그것대로 아름다움이 있다. 우리의 혈관을
짜릿하게 해주는 폭풍우 또한 격렬하게 혈액을 순환시켜 줄 것이다.
한때 병약했다 해서 약한 마음을 먹지 말자. 다시 찾은 건강만큼 소중
한 것은 없다. 건강한 신체, 맑은 정신을 가졌다는 것에 기뻐하자. 이
것을 지켜가는 데 최선을 다하자.

- G. R. 기싱

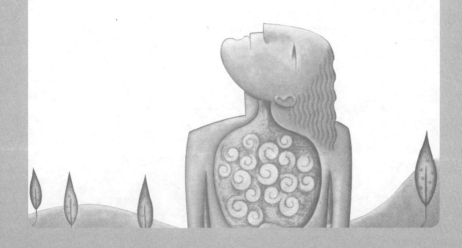

백만 대군도 3일 만에 전멸한다

Q 세상에는 명의도 많고 명약도 많다. 그럼에도 아직까지 고쳐지지 못하는 병이 많은 이유는 무엇입니까?

A 삼국지를 보면 적벽대전에서 제갈공명의 꾀에 조조의 백만 대군은 전멸한다. 불의 공격으로 백만 대군은 패하고 만다. 그것은 전쟁에서 가장 기본인 군대의 기동성을 무시한 결과이다. 군인들이 배멀미를 한다고 배를 서로 묶어놓았기 때문에 일거에 화공으로 전멸시킬 수 있었던 것이다.

우리가 질병을 치유하기 위해 최고의 명약을 써도 불치병에 걸리고 마는 이유도 이와 비슷하다. 명약을 복용하고 여러 가지 효과적인 처방을 계속해도 체내에 장애물이 있으면 백 가지 약이 무효이다.

이제 왜 많은 사람들이 오랫동안 병을 치유하지 못했는지 그 원인이 무엇인지 질환별로 설명하겠다. 이것을 참고하여 실행한다면 오랫동안 완치되지 못한 병도 단시일 내에 치료되는 기적을 맛볼 수 있을 것이다.

"낫 놓고 기역자도 모른다."라는 속담이 있다. 이 속담의 의미를 지나칠 때 우리는 무식한 사람, 지혜롭지 못한 사람이 된다. 이렇듯 질병도 간단한 이치를 무시할 때 백번의 노력도 한갓 물거품이 될 수밖에 없다.

02
악성 변비에 대하여

Q 저는 좋다는 약은 다 복용해 보았지만, 7~10일에 한 번씩 대변을 봅니다. 병이 아니라고 할 수도 있겠지만, 이 고통은 무엇으로도 표현할 수 없습니다. 시원히 대변을 볼 수 있는 방법을 가르쳐 주십시오.

A 쾌식, 쾌면, 쾌변만 이루어지면 이 세상에서 제일 행복한 삶이다.

이 세 가지는 서로 연결된 고리여서 하나만 이상이 생겨도 몸의 기능이 저하된다. 그리고 몸의 기능이 저하되는 순간부터 제 기능을 발휘하지 못해 건강을 잃고 결국 불치병, 난치병에 걸리고 마는 것이다.

그 중에서도 제일 중요한 것이 바로 쾌변이다. 아무리 좋은 음식을 먹어도 배설이 자유롭지 못하면 어떻게 되겠는가?

만병일독이라고 1만 가지 병은 체내의 독소로부터 시작된다는 말처럼 변비는 모든 질병의 시작이고 끝이다.

수십 년 고생한 변비 환자도 1년 이상 유황을 먹인 오리에 함초, 우엉, 목이버섯 등을 넣어 끓여 먹은 후 대부분 치료되었다. 그런데도 어떤 사람은 계속 변비를 호소한다. 참으로 답답했다.

그런데 알고 보니 그분은 아주 사소하고 기본적인 원인을 갖고 있었다. 어쩌면 죽을 때까지 악성 변비로부터 해방될 수 없었을지도 모를 일이었다.

즉, 과도한 흡연자, 하루에 많은 커피를 마시는 사람, 야채는 먹지 않고 고기만 즐기는 사람, 과음을 밥먹듯 하는 사람, 평소 물을 적게 마시는 사람, 항생제와 같은 화학약품을 복용하는 사람 등은 악성 변비에서 결코 자유로울 수 없다.

이러한 여러 사항들은 해결하지 않고 약으로 변비를 해결하려는 것이 바로 만성 변비 환자를 만든다.

03
땀에 대하여

Q 저는 찬밥을 먹어도 땀을 흘립니다. 그래서 여럿이 식사하는 자리를 좋아하지 않습니다. 몸이 허약해서 그런가 싶어 한약을 지어 먹었으나 별 소용이 없었습니다. 어떻게 하면 좋을까요?

A 땀을 흘리는 이유는 여러 가지이며 체질에 따라 땀의 양에도 차이가 있다.

만약 땀을 흘려야 할 때 땀이 나지 않는다면, 우리 신체의 내부기관은 익어 버릴 것이다. 그러나 시도 때도 없이 흐르거나 여러 사람과 식사를 하는데 계속해서 흘러내리는 땀은 고역이 아닐 수 없다.

원래 한방에서는 땀을 없애는데 황기나 백출 등의 약재를 사용한다. 그래서 땀을 많이 흘리는 여름철에 삼계탕에 황기를 넣어 먹는다.

그러나 체질을 바꾸지 않으면 그 어떤 비방도 효과적이지 않다.

체질 바꾸기는 유황오리로 세포의 독소나 노폐물을 깨끗이 제거한 뒤, 새로운 세포 형성을 위해 녹황색 채소를 골고루 섭취해야 가능해진다. 그렇게 하면 땀은 거짓말처럼 없어진다.

이 경우 반드시 생야채를 함께 먹어야 한다. 익혀 먹거나 데쳐서 먹으면 아무런 효과가 없다.

요즘 시장이나 할인점에 가면 녹황색 채소를 흔히 볼 수 있다. 반드시 네 가지 이상은 골라 매일 식탁에 올린다. 그리고 된장, 고추장 등의 여러 가지 소스에 찍어 먹는다. 이 경우 소스에 마요네즈나 케찹은 가능한 한 삼가하고 식초에 겨자를 푼다거나 간장을 넣어 입맛에 맞게 만들어 먹는다.

생야채를 즐겨 먹으면 그 지긋지긋한 땀으로부터의 해방은 말할 것도 없이 신체 각 기능이 되살아나고 쾌식, 쾌변도 아울러 이루어지는 것을 느낄 것이다. 그리고 불면증도 없어져 일석사조이다. 이보다 확실한 비방은 없다.

그러나 먼저 체내의 노폐물과 독소를 제거하는 것을 결코 잊어서는 안 된다.

04
천식에 대하여

Q 날씨가 추워지면 어김없이 천식으로 잠을 이루지 못합니다. 약국과 병원에서 수없이 치료를 받았지만 이제는 포기 상태입니다. 천식이 불치병이라고 하는 까닭을 알 것 같습니다. 어떻게 해야 할까요?

A 장님들이 코끼리를 만져보고 코끼리의 모습을 말하는데 차이가 있는 것은 그들이 체험하지 않았기(만져본 부위가 제각각 다르므로) 때문이다.

지금까지 치료 방법이 기관지의 염증 치료에만 국한되었기 때문에 재발이 되었던 것이다. 그런 경우 증세는 더욱더 악화되기 십상이다. 불을 완전히 끄지 않고 연기만 제거한다고 불씨가 사라지는 것은 아니다.

천식 환자를 치료하는 최대 비법(?)은 바로 대장을 완벽히 청소해 줄 수 있느냐 없느냐에 달려 있다. 대장에 독소와 노폐물이 남아 있는 한 천식은 불치병이 될 수밖에 없다.

우리가 약국에서 구입한 약으로는 기관지 염증을 잠시 잠재울 수 있을 뿐이다. 한방에서 도라지가 기관지 염증에 좋다고 권하는데 도라지 복용으로 어느 정도 효과는 있겠지만 또다시 재발되는 이유가 무엇이 겠는가?

바로 대장의 독소가 위로 올라가 기관지 염증에 자극을 주어 다시 재발하기 때문이다.

김회장은 스님들의 3~40년 이상된 천식도 말끔히 치유시켰다.

1년 이상 유황을 먹인 오리에 장을 건강하게 해주는 유근피(느릅나무 껍질)와 살구씨, 동충하초, 더덕, 맥문동, 조릿대, 솔잎, 백년초 등을 넣어 끓인 것을 처방해 복용하게 했던 것이다.

또한 천식 환자는 절대 우유를 마셔서는 안 된다. 우유를 마시면 아무리 좋은 명약도 소용이 없다. 왜냐하면 우유는 다량의 점액을 만들어 천식을 유발하기 때문이다.

갑상선에 대하여

저는 갑상선으로 고생이 이만저만이 아닙니다. 기(氣)를 받으러 다니기도 하고 사슴피를 먹어보기도 하는 등 온갖 방법은 모두 해 보았습니다. 그러나 소용이 없었습니다. 단 하루라도 건강하게 살고 싶습니다. 어떻게 해야 할까요?

A 대부분 갑상선 환자는 여성이다. 이러한 갑상선 질환에는 세 가지 유형이 있으며, 그 유형들의 공통점은 기력 상실이다. 그래서 갑상선 환자들 중에는 기를 받으러 다니는 사람들이 많은 것 같다.

갑상선에 걸린 환자들에게는 주의사항이 몇 가지 있다. 만약 주의사항을 지키지 않으면 치료가 거의 불가능할 정도이다.

먼저 갑상선 환자는 유황오리에 익모초, 함초, 차가버섯, 백년초 등을 함께 넣어 복용하면 병이 치유될 뿐만 아니라 기력도 회복된다. 그러나 요오드가 다량 함유된 다시마는 갑상선 기능을 저하시키므로 복용하는데 주의해야 한다.

또한 소식을 해야 하며 음식을 자주 여러번 나눠 섭취해야 한다.

당뇨병에 대하여

Q 당뇨병이 고질병, 불치병, 난치병이라고 하는데 당뇨병이 불치병처럼 당연시되는 근본 원인을 지적해 주십시오

A 당뇨병을 치료하는 분들은 누구나 식이요법을 주장한다. 그들은 오곡잡곡밥, 현미밥 등을 먹는 것으로 마치 당뇨병을 완치할 수 있다고 생각한다. 그러나 병의 근본 원인에 대한 시정이 없이는 모든 노력이 허사이다. 그렇다면 당뇨병 치료에 있어 가장 중요한 것은 무엇일까?

쾌식, 쾌면, 쾌변이다. 먼저 쾌식의 요점은 과식 금물, 편식 금물이다. 그리고 쾌면은 단잠을 자는 것을 말한다. 즉, 한꺼번에 많이 자는 것이 아니라 꿀잠을 여러번 나누어 자라는 얘기이다. 쾌식도 쾌면의 경우와 마찬가지로 여러번 적게 먹으라는 것이다. 그리고 무엇보다 중요한 것은 쾌변이다. 당뇨병은 먹는 것보다 배설하는 것이 더욱 중요하다. 만약 당뇨환자가 변비, 설사를 한다고 생각해 보라. 그렇지 않아도 쉽게 피로를 느끼는 질병인데 설사로 탈진하거나 변비로 체내에 독을 그대로 갖고 있으면 이것은 질병을 가중시키는 결과가 된다.

그러므로 유황오리 성분으로 체내에 노폐물과 독소를 말끔히 제거하면 변이 쉽게 배설된다. 이것이 당뇨병을 극복하는 지름길이다.

전립선에 대하여

Q 저희 아버지는 수년간 전립선염으로 고생하고 계십니다. 신속히 치료하는데 도움이 되는 방법을 알려 주십시오.

A 전립선염은 전립선이 비대해져서 촉발되는 질환이다. 오줌에 피가 섞여 나오기도 하고 오줌을 눌 때 무척 아프다. 치료는 두말할 것 없이 유황오리와 숙지황, 솔잎, 까미중, 지취 등으로 치료된다.

그러나 무엇보다 중요한 것은 소변뿐만 아니라 대변을 보는 데에 신경을 더 써야 한다는 것이다.

대변이 정상적이면 질병의 태반은 치료된 것으로 생각해도 무리가 아니다. 대개의 경우 전립선염에 걸리면 성생활을 하지 못한다. 그러나 대변만 원만히 보면 성기능도 회복되는 경우가 많다.

유황오리에 숙지황, 산두근, 두충, 백년초, 동충하초 등을 함께 끓여 먹으면 거의 완치된다.

방광에서 출혈이 있을 때는 연근을 먹으면 출혈이 치료된다. 복용해 보면 그 효과를 알게 될 것이다.

만성요통, 관절염에 대하여

Q 어머니께서 만성요통 환자이고 아버지는 관절염으로 여러 해를 고생하고 계시는데 어떻게 해야 하는지 방법을 알려 주십시오.

A 옛날부터 요통에는 토사자와 유황오리가 좋다고 했다. 토사지는 허리가 아픈 것을 치료하는데 최고이다. 또한 관절염에는 찔레뿌리, 솔뿌리 등이 효과가 있다고 알려져 있다.

토사자, 찔레뿌리, 솔뿌리 등의 약재를 이용해 엑기스를 복용해 본 열 중 아홉 사람은 낫는 것을 보았다.

그러나 무엇보다 중요한 것은 항상 체중조절과 기력을 충전하는데 최선을 다해야 한다는 것이다. 손 마디마디가 아픈 것에서부터 팔다리, 허리, 엉덩이뼈가 빠지는 것처럼 아픈 것은 두 가지 기본수칙을 조절하는데 실패했기 때문이다.

다시 말해 과도한 체중을 대폭 줄이고 설탕 섭취는 하지 말아야 한다. 설탕을 체중을 증가시킬 뿐만 아니라 체내의 칼슘까지 빼앗아 관절을 퇴화시킨다.

그런데 이때 유황 성분이 체내에 들어가면 상한 연골을 재생시켜 준다.
현대 의학에서 의사들은 퇴행성관절염에 걸리면 더 이상 증상이 좋아지지 않는다고 한다. 그러나 자연의학에서는 그것을 수긍하지 않는다.

유황 성분이 체내에 흡수되어 뼈에 붙어 있는 노폐물을 제거해 주면 재생 작업이 활발해져서 쉽게 복구가 이루어지기 시작한다. 그러므로 만약 이때 체중 조절만 이루어진다면 질병을 극복하는 것은 시간 문제 이다.

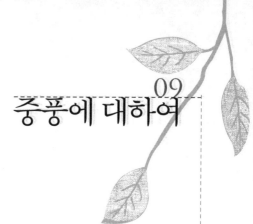

중풍에 대하여

Q 저희 오빠는 8년 동안 중풍으로 고생하고 있습니다. 신속히 완치될 방법은 없는지요?

A 한국 사람처럼 성질 급한 사람은 없다고 한다. 8년 동안 완치되지 않은 병이 하루아침에 완치될 수는 없다.

원래 중풍은 서른여섯 가지가 있다고 할 정도로 종류가 많다. 그러므로 유황오리에 넣는 천연식품, 약초, 약버섯 등의 종류가 모두 다를 수밖에 없다. 예를 들어 팔다리가 움직여지지 않을 때는 유황오리에 뽕나무가 제일이라고 한다. 또 유황오리에 마가목을 넣어 복용하면 중풍 치료에 효과가 있다.

다만 시일이 걸린다는 단점이 있다. 최소 100일 이상 복용해야 하며 완치되기까지는 6개월 정도가 소요된다.

반신마비일 때는 유황오리에 매실이 주효하고, 폐가 나빠 구안와사(안면신경마비)가 왔을 때는 유황오리에 해방풍을 넣고 끓여야 한다.

절대 조급함은 금물이다. 조금씩 신경을 살려내야 하기 때문이다. 신경을 살리려면 피를 깨끗이 해야 하고 안정을 찾아야 한다. 또한 혈액순환이 기본이기 때문에 항상 따뜻한 온도를 유지해야 한다.

10 버거씨병에 대하여

Q 세상에 별 희귀한 병이 다 있다지만, 제 남편은 버거씨병에 걸려 발이 썩어가고 있습니다. 병원에서도 속수무책입니다. 무슨 묘책이 없을까요?

A 유황오리에 더덕, 해송 잎, 겨우살이, 백년초, 찔레뿌리, 마늘, 생강 등을 넣어 끓여 마시면 확연히 차도가 있을 것이다.

그러나 무엇보다 마음의 불안함을 극복해야 한다. 실제로 뼈를 녹이는 것은 마음이기 때문이다.

마음의 고통을 극복하는 방법 중에 때로는 종교가 큰 역할을 한다. 열심히 기도하면서 신앙생활을 하고 병마에 차분히 대응하는 것도 좋은 방법이다. 그러면 더 이상 몸이 썩어가는 일은 없을 것이며 상처는 아물 것이다.

부종, 복수에 대하여 11

Q 저는 처음에 얼굴과 팔 등이 부어 오르더니 이제는 배까지 복수가 차서 너무 고통스럽습니다. 병원에서는 이뇨제를 주거나 심할 때는 주사기로 물을 빼내기도 합니다. 자연요법으로 치료할 방법은 없을까요?

A 부종과 복수는 신장에서 수분조절 능력을 상실했기 때문에 일어나는 현상이다.

일반적으로 이 병세에 쓰는 식품과 약초는 결명자, 엄나무, 복령, 우엉, 두충, 천문동 등이 있다.

그러나 또 다른 고유한 방법이 있다. 여기에 모두 공개하기는 어렵지만, 가장 기본적인 방법은 유황오리에 세 가지 필수적인 식품을 넣고 끓여 마시는 것이다.

그리고 집에서는 팥을 이용하는 방법이 있다. 유황오리 엑기스를 복용하면서 집에서 팥 음식을 즐겨 먹으면 효과를 볼 수 있다.

어떤 사람들은 몸에 수분이 많으니 물을 먹지 말라고 하는데 그것은 틀린 것이다.

12 성기능 장애

Q 저희 부부는 성기능 장애를 겪고 있습니다. 1~2개월에 1회 정도 관계를 갖지만 언제나 제대로 오르가즘을 느끼시 못합니다. 근원적 치료법을 말해 주시면 고맙겠습니다.

A 우리 나라 통계 자료에 의하면 성인 남성의 경우 40대 이후에 대략 50%가, 50대의 60% 정도가 발기부전이나 양위증이고, 성인 여성의 경우 40대의 70%가, 50대의 60% 정도가 불감증이라고 한다.

우리 나라 사람처럼 항시 성 능력을 입에 담고 좋다는 것은 찾아다니며 먹는 사람들도 드물 것이다. 그러나 그렇게 찾아다니며 먹어도 성기능이 약하거나 상실된 사람이 많은 것 같다.

말하자면 남성의 경우 음경이 발기되지 못하거나 굳세게 일어서지 못하여 성교를 잘하지 못하는 증상인 양위증이 많은 것 같다. 그리고 여성의 경우 성생활이 원만하지 못하여 목에 무언가 걸린 것 같이 답답하고, 어느날 난소 부위에 통증이 생겨 오른쪽 하복부를 쥐고 쩔쩔 매기도 한다.

우리 나라 사람들에게는 때때로 혈압과 관계없이 뒷목이 뻐근하고 복부에는 가스가 많이 차서 아랫배가 묵직한 현상이 나타난다.

이러한 현상들은 모두 성기능 장애 때문에 생기거나 남녀 성교가 원만하게 이루어지지 않을 때 나타나는 것이다. 이럴 때 가장 중요한 것은 심리적 안정이다. 즉, 부부간에 많은 말을 나누면서 성교를 하면 성감도 높아지고 성교의 즐거움을 한껏 높일 수 있을 것이다.

여성의 경우도 질 안 4~5cm에 성감을 높이는 신경세포가 있기 때문에 실제로 남성의 생식기 길이나 두께, 지속 시간의 길이가 중요한 것이 아니다. 얼마만큼 다정하고 아끼는 대화를 하느냐 못 하느냐에 따라 천국과 지옥으로 나뉘게 된다.

그러므로 가장 근본적인 치료 방법은 남녀 모두의 왕성한 기력이다. 체내 세포에 노폐물이 꽉 끼어 있으면 혈관까지 막혀 산소, 칼슘, 비타민 등이 소통이 안 되어 성기능 장애를 일으킨다.

어느날 아들이 나이 먹은 아버지를 걱정하여 유황오리를 시켜준 적이 있었다. 그런데 얼마 후 80세인 아버지가 "왜 그런 약을 만들어 보냈느냐? 내일 모레면 곧 죽을 사람이 요즘 식욕이 왕성해 빨리 죽기도 틀렸고, 80세인 내가 여자 생각이 나게 고추가 퍼떡퍼떡 서는데 어떻게 하라고 그러느냐?"라고 하면서 야단이었다. 그래서 아들이 죄송하다고 했더니 "죄송할 것은 없고 어차피 먹은 약이니 좀 더 먹어야 하지 않겠는가."라고 하셨다.

또 54세라는 여성분은 "이제껏 남편이 관계를 요구하면 하기는 했는데 별 느낌이 없었다. 그런데 유황오리 엑기스를 먹고 다른 세상에 사는 것 같다. 지금까지 오르가즘이니 뭐니 하는 것은 다른 사람들 얘기였는데 이젠 할 때마다 느끼고, 다음날은 날아갈 듯 몸이 가볍다. 관계를 한 뒤 허리가 아프고 발을 질질 끌고 다녔던 것도 말끔히 없어졌다."라고 하였다.

요약하자면 성기능 향상은 남성과 여성 모두 혈액 순환이 잘 되면 해결된다. 혈액 순환이 잘 되면 기력이 솟구치고 성감대가 높아지기 때문이다. 그런데 유황을 오랫동안 먹인 오리는 반드시 기력을 재생시키므로 그러한 기적을 낳는 것이다.

　　더불어 유황오리 엑기스를 먹은 후에 항문 괄약근 수축운동과 마늘, 양파, 생강 등을 자주 먹으면 더욱 효과가 좋다.

기타 질환에 대하여 13

Q 기타 여러 가지 질환에 대한 기본 원칙을 설명해 주시면, 삼대가 함께 사는 저희 집에 도움이 되겠습니다.

A 만성두통으로 시달리는 주부들이 많은데 이럴 때는 유황오리에 살구씨, 백년초를 넣어 달여 먹으면 좋다.

악성 빈혈로 고생할 때는 유황오리에 햇볕에 말린 표고버섯, 삼백초를 함께 중탕하면 오리고기에 많이 함유된 철분이 약초 버섯과 합해져서 빈혈을 말끔히 치료해 준다.

설사가 잦은 분은 유황오리에 파고지, 양파, 오미자, 솔잎 등을 함께 끓여 엑기스로 먹으면 바로 건강한 상태가 된다.

어린아이의 경우 성장이 늦되어 키가 안 크고 살이 안 찔 때는 유황오리에 홍화씨, 칡, 바다 솔잎, 느릅나무 껍질을 엑기스로 하여 복용하면 갑상선이 안정되어 성장호르몬에 배출이 쉬워진다. 그러면 아이는 잘 성장하게 된다.

노인들이 기력이 쇠하고 치매 증세가 조금 보이면 유황오리에 쥐눈이콩, 하수오, 바다 솔잎, 유황 마늘, 동충하초 버섯, 우슬을 넣고 끓여 엑기스로 복용하면 10년은 젊어진다고 한다.

간질환자가 있는 집에서는 유황오리에 겨우살이, 부처손, 천마, 백년초, 유황 마늘(제주 마늘), 제주 녹나무 잎, 바다 솔잎 등을 끓여 중탕하여 엑기스로 복용하면 대부분 치료되며 재발하지도 않는다.

폐에 물이 차는 폐수종에는 유황오리에 부처손, 천문동, 맥문동, 해방풍, 바다 솔잎, 백년초(손바닥 선인장 열매) 등을 끓여 엑기스로 복용하면 완치된다.

피부 아토피, 비염 아토피, 악성 무좀 등의 고질적인 피부질환도 유황오리에 탱자, 백선, 지취, 소루장이, 차가버섯, 유황버섯 등을 배합하여 복용하면 치유되는 기쁨을 맛볼 수 있다.

귀울림증은 강한 스트레스를 받아 기력 소모가 많았을 때, 소음 장소에 오래 살았을 때 생긴다. 이 질환에는 유황오리에 음양곽, 산수유, 하수오, 섬오가피 등을 중탕하여 복용하면 완치된다.

만성 위염, 위궤양으로 힘들 때는 유황오리에 참빗살나무, 섬조릿대, 부처손, 맥문동, 양파, 바다 솔잎 등을 함께 끓여 엑기스로 먹으면 건강한 위장을 갖게 될 것이다. 그리고 대장이 안 좋을 때는 유황오리에 우엉, 더덕, 살구씨, 함초, 유근피, 솔잎, 백년초 등을 엑기스로 만들어 복용하면 완치된다.

위나 장을 평소 건강하게 관리하고 싶다면 양배추즙이 좋다. 양배추는 유황과 염소를 다량 함유하고 있으며, 양배추에 있는 요오드 성분이 녹아 위장점막 정화 기능을 상승시킨다.

어떤 사람은 유황오리를 먹고 악성 변비에서 벗어났는데 언제 또 변비가 재발할지 모른다며 걱정하곤 한다. 재발을 방지하고 싶다면 가끔씩 시금치즙을 먹으면 도움이 된다.

심장이 안 좋아 울화(심화)병이 있을 때나 협심증이 있을 때는 유황오리에 지취, 섬조릿대, 동충하초, 양파, 생강, 바다 솔잎, 백년초 등을 함께 중탕하여 복용하면 재발이 없으며 튼튼한 심장을 갖게 될 것이다.

특히 불면증이 심할 때는 유황오리에 하수오, 양파, 솔잎, 매실, 대추 등을 넣고 끓여 복용하면 불면증으로부터 벗어날 것이다.

또한 모든 암 질환에는 그 암 질환에 적합한 버섯, 약초 등의 식품이 있으므로 이들을 유황오리와 결합하여 복용하면 1개월도 버티지 못하던 환자도 3~4년 넘게 아주 건강하게 지내곤 한다.

이러한 사례를 주변에서 많이 보아 왔다. 그동안 완치의 기쁨을 준 환자가 2천 명이 넘는다.

지금껏 처방식품이나 약초, 약용버섯 등을 구체적이고 소상하게 공개하지 못한 것이 조금 부끄럽다. 〈참 좋은 생명의 집〉의 비방이기도 하지만 처방대로 넣고 끓인다고 모두 좋은 약이 될 수는 없기 때문이다.

끓이는 시간, 재료의 분량, 재료의 색깔, 재료의 진품 여부 등, 너무도 전문적인 지식이 필요하다. 또한 온 마음을 다해 기도하는 마음으로 만드는 것과 단순히 기술로만 만드는 것에도 큰 차이가 있다.

여하튼 이 책에 기술한 것이 수많은 환자의 질병을 다스리는데 완치 지표가 되기를 소망한다.

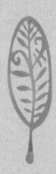

인간의 행복은 거의 건강에 의하여 좌우되는 것이 보통이며, 건강하기만 하다면 모든 일은 즐거움과 기쁨의 원천이 된다. 반대로 건강하지 못하면, 이러한 외면적 행복도 즐거움이 되지 않을 뿐 아니라 뛰어난 지(知), 정(情), 의(義)조차도 현저하게 감소된다.

−아르투어 쇼펜하워

제2부

"발길을 돌렸더냐?"

날벼락이 바로 이것이다

세상일이란 것이 생각대로 안 된다는 말이 너무 맞는 것 같다.

김회장은 암이 걸렸다가 다행스럽게도 유황오리와 천연식품, 약용버섯과 약초로 기적적으로 살아났을 뿐만 아니라 그와 같은 말기 암환자는 물론 당뇨, 중풍, 간질 등 많은 난치 불치병 환자들을 질병의 늪에서 건져냈다.

그러나 그렇게 끝났으면 오죽 좋았겠는가?

김회장은 2004년 6월 22일 싱가포르, 인도네시아, 말레이시아 등 3개국 관광을 마치고 인천공항으로 아침에 내렸는데 배가 아팠다. 곧바로 삼성의료원으로 가볼까 하다가 별일 있겠는가 싶어 김포공항으로 가서 첫 비행기를 타고 제주로 내려갔다.

농장 식구들을 보고, 그동안 밀린 약재를 앉히고, 농장을 둘러보고 하다보니 밤이 되었다. 6월 23일 새벽 1시 더 이상 참을 수가 없어 제주병원 응급실을 갔다.

의사들은 복막염 같다고 했다. CT도 찍고 X-RAY도 찍고 주사도 맞고 약도 받아먹었다.

1등실 요금이 서울의 2등실 요금의 2분의 1밖에 안 되니 며칠 폭 쉬면서 치료하면 괜찮다고 해서 안심하고 간단히 생각했다.

그러나 그게 아닌 것 같았다. 너무 아파오기 시작하여 더 이상 참고 지낼 수가 없었다.

그는 의사에게 만장굴 옆에 있는 집에 다녀온다고 이틀이나 빠져나와 밀린 환자들 약을 앉혀 만들어 보내고 소견서를 받아 6월 30일 서울 S병원 응급실로 들어갔다.

S병원에서는 입원수속도 받아주지 않으려고 했다. 그도 그럴 것이 전국의 많은 중소병원에서 소견서를 쥐고 서울까지 왔을 때 환자들이 가고픈 병원이 네 곳이라고 하지 않는가. 신촌 세브란스병원, 서울대학병원, 아산서울병원, 삼성서울병원 말이다.

여러 곳에 있던 친구, 후배 의사들을 동원하고서야 겨우 입원실 방을 구하고 그날 밤 수술에 들어가게 되었다.

그런데 C.T를 찍어본 의사가 수술을 할 수 없다고 하였다. 너무 상태가 안 좋아 수술 중 불상사가 생길 수도 있다면서 망설였던 것이다.

겨우 보호자가 서명을 하고 배를 갈랐는데 다시 큰 문제가 생겼다. 원래 김회장은 직장암이었는데 이번엔 대장—특히 소장 부분에 암이 전반적으로 퍼져 있어 수술이 불가능하여 맹장에 터진 부분만 절단하고 나머지는 손도 댈 수 없어 도로 봉합을 해야 하는 처지가 된 것이다.

이때 수술 담당 Y의사선생은 가족을 수술실로 불러 배 안에 퍼진 암을 보여주고 도로 배를 봉합하겠다고 했다. 아들이 "그러면 아버지는 죽지 않습니까?" 하자 "현재 상황으로는 그럴 수밖에 없다고 말할 수 있지. 그러나 이러한 판단은 의사인 우리들의 판단이고 자네 아버지는 5년 전에도 3개월 정도밖에 못살 것이라고 우린 생각했는데 5년이 지난 지금 다시 병원에 입원하신 것 아닌가? 그동안 5년을 건강하게 살아오신 것처럼 앞으로 15일을 살든가 15년을 사는 것은 어디까지나 아버지 몫이네. 아버지는 기적처럼 저번에도 살아나셨으니 기대하고 배를 덮는 것이 좋을 성싶네."

그러면서 덮더라도 어쩌면 3~4개월간 중환자실에서 의식 회복이 불가능하여 대기 상태가 계속되다가 절명할 수 있다는 수술하기 전 각서에 서명하던 것을 상기시키며 가족들은 전부 집으로 돌아가라고 했다.

가족이 모두 울며 집으로 갔는데 김회장은 수술 완료 5시간 30분 후 기적적으로 의식을 회복하여 또 한번 의료진과 가족을 기쁘게 하여 주었다.

의식은 회복하였지만, 수술한 지 7일 만에야 가스가 나와 죽을 고비를 또 넘겼고 옆구리에 노폐물을 빼는 두 군데의 구멍을 막고 40도에 가까운 열이 하루 종일 계속되어 이젠 정말 죽음 앞에 섰구나 하는 절박감에 빠져들었다.

02
새들도, 인디언들도, 나도……

　얼음 덩어리를 옆구리, 목 밑, 사타구니, 등 밑 등 그 커다란 덩어리를 온몸에 싸고 있어도 열은 내리지 않았다. 건강한 사람도 5분만 그렇게 하고 있으면 죽는다고 야단이 날 것인데 이빨이 부딪치게 환숙이 드는 데도 열은 내려가지 않았다. 이럴 때 아주 약한 감기 바이러스라도 들어오면 죽을 수밖에 없다는데…….

　밤 11시가 되자 아무리 죽겠다고 해도 의사고 간호사고 얼굴도 보여 주지 않고 단지 참으라는 말뿐이었다. 정말이지 죽어도 할 수 없다는 표정이었다. 김회장은 아들에게 답답하다고 했더니 그럼 병원 건물 밖 숲을 가보겠느냐고 했다.

　바로 그 말을 듣는 순간 전기에 감전된 것처럼 김회장의 몸에 닭살이 돋는 것 같았다. 바로 이것이다 하는 새 희망이 솟구쳤다. 언젠가 책을 읽었던 기억이 새롭게 떠올랐다.

　독화살을 맞은 새가 숲 속에 들어가 나뭇가지 사이에서 몸에 박힌 독화살을 빼고 숲 속에 웅크리고 앉아 있다가 한참 후 나올 때는 기운차게 창공을 나는 것을 인디언들은 수없이 보아왔던 것이다.

　그래서 인디언들도 적과 싸우다가 독화살을 맞으면 새처럼 숲 속에 들어가 독화살 맞은 곳을 숲 속에 한참동안 내놓고 앉아 있다가 얼마 후 건강하게 걸어나온다는 얘기가 생각난 것이다.

그는 둘째 아들과 함께 S병원 산책로가 있는 숲으로 들어갔다. 30분이 지나자 몸이 상쾌해지는 것 같았다.

그리고 30분간 코를 골며 잠에 떨어졌다. 김회장의 아들은 혹시 아버지가 죽는 것이 아닌가 싶어서 걱정이 되어 체온을 재보니 분명 2도나 떨어져 있더라는 것이다. 40도가 육박되어 있었는데 38도라니, 아들은 아버지를 깨우며 기뻐했다.

병실로 돌아오니, 밤 12시여서 한밤중인데 또다시 가슴이 답답했다. 이번에는 아들에게 "이번에는 건너편 산책숲길을 한번 가보자! 너 피곤하지 않니?"하고 물었더니, "아버지 또 갈 수 있겠어요? 아버지만 괜찮다면 저는 아무렇지 않아요!" 하고 대답했다. 그래서 다시 휠체어에 몸을 싣고, 숲 속으로 들어갔다.

거짓말처럼 이번에도 1시간 만에 다시 1도가 내려갔다.

새벽 1시 병실로 돌아오자마자 김회장은 침대에 드러누워 코를 골며 자기 시작했다. 다음날 새벽 왁자지껄 병실 회진이 시작되더니 체온을 젠 간호사가 놀란 목소리로 말했다.

"환자분! 체온이 정상이네요! 아이고 고생하셨어요! 이제 사셨네요!"

아버지와 아들은 손을 잡고 울음을 삼켜야 했다. 김회장은 자연치유력인가 무엇인가 하고 생각날 때마다 그때의 일을 생각한다. 소나무 등 침엽수 잎에서 나오는 피톤치드는 살균력, 해열력이 있어 그 어떤 약보다 우리의 몸을 지켜주고 치료시켜 주는 것을 어쩌면 인간들은 애써 외면하는지도 모른다.

면역력을 키우는 또 하나의 보물

22일 동안의 병원 생활이었다. 맹장까지 암이 전이되어 터져 고름이 배를 가득 채우는데도 세주의 H병원에선 처음엔 장간막염이라고 말했다. 너무 너무 아프니까 정말이지 자존심, 체면 따위 차릴 것도 없이 "제발 좀 살려주세요." 하고 외쳐대기도 수없이 했다. 서울의 S병원에서 7일간 가스가 안 나와 배가 산모 배처럼 부풀어 올라올 때는 16층에서 뛰어내려 죽는 게 낫겠다 싶어 유리문을 열어보려 했으나 밀폐된 유리창이라는 것을 알고 엘리베이터를 타고 내려가는 꿈을 꾸며 고통을 참을 수밖에 없는 그 지루하고 지긋지긋한 시간을 지내야만 했다.

아무튼 김회장은 그 병원들을 뒤로하고 22일 만에 충북 제천의 상담실이 있는 집으로 돌아갔다.

제천 집 앞마당엔 잔디밭이 있고 조금 앞 언덕엔 아주 키가 큰 낙엽송, 침엽수들이 빽빽이 들어 차 있다.

매일 자갈밭과 잔디밭 위를 맨발로 걷기를 자주 했다. 배를 갈랐다가 꿰매었기에 허리엔 복대를 하였지만 허리를 펼 수가 없어 노인처럼 배를 부둥켜안고 걸음을 한 발 한 발 조심스럽게 걸어야 했다. 며칠을 제천에서 쉬다가 다시 체력이 조금 회복된 것 같아서 비행기를 타고 제주로 돌아갔다.

김회장의 생명에 대한 갈구는 대단했다. 제주도에 내려와 하루를 쉬고, 다시 그동안 약재를 목 빠지게 기다리고 있는 환우들에게 만들어 보내기 시작했다.

김회장은 밤이 되면 슬프기도 하고 기쁘기도 하였다. 서울 S병원 K의사 선생의 말대로라면 그는 15일에서 1개월밖에 안 남은 생명인데 이 시간을 어떻게 보낼 것인가 하고 생각하면 잠이 오지 않았다. 시계의 재깍거리는 소리가 그렇게 크다는 것을 평생 이때처럼 느껴본 적이 없었다.

퇴원할 때 의사는 보름 정도 집에서 쉬고 있으면 병원에 빈 방이 날 때 연락하겠다고 해놓고 보름이 지나고 한 달이 지나도 깜깜 무소식이었다. 매일 매일 오늘이라도 말기 통증이 시작된다면, 대변을 볼 수 없게 암 덩어리가 대장을 막아버리는 순간 그는 죽음의 계곡에 들어서고 더 이상 그 곳에서 빠져 나올 수 없게 된다는 것을 생각할 때마다 가슴이 시큰거리고 눈물이 왈칵 쏟아졌다.

그리고 두 달이 지나가고 있었다. 서울 병원에 항의 전화를 했더니 바로 10여 분 후 "오늘 오후 6시까지 입원을 하세요. 단 2인실입니다. 괜찮지요?"라는 답변이 왔다. 바로 비행기를 타고 서울에 도착, 입원 수속을 하고 다음날 아침 K의사를 만났다.

퇴원할 당시엔, 항암도 할 수 없다고 하여 퇴원했는데 이젠 항암을 시작해도 좋다고 했다. 항암을 안 하면 안 되느냐고 물으니 "그렇다면 이 방에서 나가세요. 항암 안 할 거면 뭐하러 왔어요." 하는 것이다. 그래서 검사도 받고 그동안 15일에서 한 달 산다고 했는데 두 달이 지났으니 당연히 병원에 와서 검사해 보고 싶지 않겠느냐고 했더니 의사는 아무 말도 하지 않고 컴퓨터만 쳐다보는 것이었다.

하는 수 없이 항암을 하겠다고 했더니 그때서야 의사는 미소 지었고, 바로 항암이 시작되었다. 30분짜리가 끝나자, 바로 1시간 30분짜리가 계속되고, 다시 24시간짜리가 끝나자 연속적으로 100시간을 맞고 퇴원을 하였다. 10일 쉬고 다시 입원하여 2차 항암주사를 1차와 같이 100시간 맞고, 이러기를 4차까지 하고 C.T 촬영해 보고 그때 가서 다시 항암을 계속할지 어떨지를 결정한다는 것이었다.

대한민국에서 제일 용하다는 의사들이 모인 이름난 병원이지만 참으로 알다가도 모를 일이 하나 있었다. 자신들이 말한 대로 15일에서 한 달 살 환자여서 그랬는지 퇴원할 때 진통제 몇 알과 복대밖에 주지 않았던 환자가 항암제까지 맞아도 될 만한 환자로 변했으면 도대체 어떻게 집에서 치료했는데 이렇게 건강해졌느냐고 물어야 하는 것이 너무도 정상적인데 그 말은 쏙 빼고 "아주 건강해졌다. 이젠 최소 18개월은 살 수 있겠는데요."라고 하니 기가 막힐 수밖에 없었다.

그렇다고 이 병원을 필요 없다고 팽개칠 수도 없다. 국내에서 제일 좋은 시설(최신 C.T기, PET기 등)을 이용해야 질병 상태를 알 수 있고, 또 병원 건물 출입구 벽에 씌어 있는 병원 설립자의 말대로 "본 병원이 국민 질병 치료에 앞장서서" 헌신 봉사하는 것에 감사를 해야 하기 때문이기도 하였다.

사실 병원에서 갈라놓은 배를 다시 꿰맸을 뿐 치료약 하나 주지 않고 내쫓다시피 퇴원하였을 때는 5년 전 살아난 것과는 180도 다른 느낌이었다.

그때는 처음 맞아보는 매였기 때문인지 놀라고 당황도 했지만 실상 환자의 고통이 얼마나 큰지 겪어보지 않아 몰랐기에 어쩌면 더 행복(?)했는지도 모른다. 그러나 이번엔 달랐다.

그동안 만 5년 동안 5천 명이 넘는 사람들을 상담해 주고, 치료에 도움을 주면서, 자기보다 더 심하게 아픈 말기암 환우들의 고통과 죽음을 봐왔기 때문에 질식할 것 같은 공포가 항시 달라붙어 있었다.

그러나 이러한 공포를 빠져나올 수 있는 방법은 오로지 단 한 가지밖에 없었다.

즉 '자연치유력 회복'이 관건이었다. 그래서 열심히 유황오리 엑기스를 만들어 복용하고 약초와 약용버섯 달인 물을 먹고, 야채 스프, 현미 차 스프, 사과 감자 주스를 마셔대고, 강변 자갈길, 산 언덕길을 맨발로 걷고 소나무 피톤치드를 마셔대는 일, 그리고 열심히 자비를 성모님께 간구하면서 열심히 일하였고 기쁘게 웃고, 기쁘게 잠자리에 들었다.

이 방법들은 그를 병마로부터 해방시키는 그 어떤 것보다 소중한 보물이었다.

04
제주도를 떠나다

　암이 재발되고 그 뒤 계속되는 통증과 괴로움 때문에 자살을 생각해보기도 했지만 첫번째 항암 100시간은 그린 대로 참을 만했다. 항암 치료 후 집에 돌아오고 7일간은 죽을 맛(?)이었다.

　화장실을 가기가 두려웠다. 침실 방에 붙은 화장실인데도 침대에서 내려 달려가다시피 해도 줄줄 새기가 일쑤였다. 또 구토가 참기 어려웠다. 숨쉬기도 힘들 정도로 가슴이 미어지는 것 같았다.

　일주일이 지나자 밥도 먹고 고통이 사라지기 시작했다. 열흘이 되니 정상으로 돌아오는가 싶었는데 다시 서울의 S병원에 입원하여 100시간의 항암주사가 시작되었다.

　팔순 노모까지 항암을 조금만 더 해보라고 하시는 바람에 김회장은 "좋다! 내가 그걸 못 견디겠느냐! 여러번 할 것도 아닌데 이번까지만 하자!"고 올라갔다.

　그런데 그게 아니었다. 첫번째와는, 똑같은 주사인데도 확연히 달랐다. 주사 맞는 것 자체가 고통이었다. 주사 맞으면서 화장실에 가서 토한 것이 몇 번인지 모른다.

　집에 돌아와 열흘간 어떻게 지냈는지 기억도 없다. 단지 고통, 그것밖에 기억이 없다. 그래서 세 번째, 네 번째 항암은 스스로 포기했다. 아니

포기라기보다는 결단코 맞아서는 더 이상 살아갈 수 없다고 생각되어 끊었다고 해야 옳을 것 같다.

그나마 살아 있는 면역력과 기력을 항암으로 상실할 수밖에 없고 그때는 스스로가 회복력을 상실하여 그 어떤 항암제나 조혈제, 영양제, 산삼 녹용으로도 불가능하다는 것을 그동안 수많은 환우들을 보면서 느껴 알고 있을 뿐아니라 몸의 변화로 더 이상 항암에 의지할 수 없다고 믿은 결과이다.

시간이 흐르자, 몸은 완전 회복되어 6월 이전의 상태로 돌아온 것 같았다. 오랫동안 미국 파견 근무를 했던 친구가 같은 의사 친구의 말을 듣고(의식 불명의 상태에 있을 것이라는) 김회장을 찾아왔다가 말똥말똥 쳐다보는 환자를 보고 놀랐다는 사실을 믿지 않아 어떤 때는 오히려 환자 취급 안 해주는 것이 서운하기까지 했다.

물론 그동안 취할 수 있는 여러 방법들은 선택하여 행동으로 옮겼다. 유황오리 엑기스와 버섯약초 엑기스 복용에서부터 공기, 물, 땅, 웃음, 노동 요법 등 자연요법을 성실히 하였다.

그러나 한 가지 문제가 있었다. 제주도는 여러모로 좋은 점도 있었으나 서울 병원과 너무 멀었고, 제천 상담실도 일주일에 한 번씩 찾아가 환우들을 상담하는 일은 여간 힘든 것이 사실이었다.

건강할 때는 몰랐는데 막상 이번에는 항공기를 타고 내린다는 것이 여간 부담스러운 것이 아니었다. 또한 바닷바람도 좋지만 역시 1차 암 치료할 때 단양의 소백산, 치악산, 월악산 국립공원의 피톤치드를 잊을 수가 없었다.

또, 암이 재발되고 보니 암환자들, 만성 난치병, 불치병 환자들에겐 진실로 휴양할 곳이 필요하고, 그 휴양지가 김회장이 암이 발생했을 때

성모님께 약속한 성모동산이면, 성모님께 마음의 빚도 갚고 환우들에게도 최선을 다하는 기쁜 일이 될 것이란 생각이 머리를 가득가득 채우기 시작했다.

결국 1년 반의 제주 생활을 정리했다. 오리농장과 약초농장은 그대로 두고 짐을 꾸려 충북 단양으로 이사를 하였다.

피톤치드 가득한 단양으로

단양 대강면의 대강농공단지는 1천여 평씩의 부지를 가진 10여 개 공장들의 단지이다. 김회장은 이중 한 곳을 매입하였다. 뒤에는 큰 개울이 있고, 단양 I.C에서 5분 거리여서 교통도 편리하고, 더더욱 좋은 것은 이곳이 소백산, 월악산자락이어서 풍광이 빼어나고 공기가 참으로 좋고 특히 피톤치드가 풍부하여 숨만 크게 쉬어도 곧 병이 나을 것 같은 기분이 든다는 점이다. 또 열심히 기르는 유황오리 제1, 제2농장이 바로 각각 10분 거리 내에 있어 관리하기에도 좋다는 점이다.

이제 김회장은 3월이 오기 전 병원에 가서 검사를 해보아 몸에 암이 깨끗이 물러갔다 하면 꼭 해보고 싶고 해야 할 일을 시작하고 싶어했다.

첫째는 바로 이곳에 말기암, 난치병, 불치병 환우들이 큰 부담 없이 찾아와 기도하고 건강을 되찾을 수 있는 자연수목원을 마련하는 일이다.

그는 화약약품이 아닌 천연 약초나 버섯, 그리고 신비한 공기와 대지의 기운이 포근히 우리 모두를 감싸줄 수 있는 곳이 되면 참으로 좋겠다고 생각했다.

아침 이슬 속에 몸 안의 모든 질병인자를 씻어내고 숲의 향기와 계곡의 물소리로 지칠 대로 지치고 고통으로 일그러진 우리의 영혼과 신체를 새롭게 태어나게 해줄 수 있는 곳이 된다면 이보다 더 큰 기쁨이 어

155

디 있겠는가?

실제로 어깨와 머리를 짓누르는 보이지 않은 그 어떤 것들로부터 자유로워지고 평화스러워진다면 이미 우리 몸은 건강이 넘쳐날 것이기 때문이다.

내 아픔이 제일 크다

　김회장은 2004년 8월 제주에서 단양으로 옮겨 온 후 하루하루가 바쁜 나날이었다. 새로 농공단지에 공장과 사무실, 연구실을 마련하느라고 대지 1,300여 평에 건평 400평짜리 공장을 매입하고 보니 개보수작업이 엄청났다.

　또한 공장 부근에 오리농장을 계속 설치해야 했다. 기껏 농장을 만들어 놓고 오리사육이 시작되면 기다렸다는 듯이 동네사람들이 군청, 면사무소에 진정서를 넣고, 그것도 부족하여 하루에도 서너 번씩 관계 기관에 전화를 해대니 날마다 군청직원, 면사무소 직원들의 오리농장을 옮기라는 성화가 여간 아니었다. 다시 자리를 잡고 괜찮겠다 싶어 농장을 만들고 오리 사육이 시작되면 기다렸다는 듯이 또 진정서, 전화 고발이 시작되고 또 군청, 면사무소 직원들이 들이닥쳤다.

　오리만 안 키운다면 얼마나 좋을까? 이런 생각을 한 것이 한두 번이 아니었다.

　결국 단양에서 오리농장을 또 옮겼다. 이로 인해 스트레스로 재발되었던 암이 고개를 숙여 다시 건강을 회복했다 싶었는데 서서히 몸이 망가지고 있었는데 김회장은 매일 오리농장과 밀려드는 엑기스 주문 때문에 한숨도 쉴 틈이 없었다.

그래도 천만다행인 것이 서울의 S병원에서 말기라고 곧 죽을 사람으로 치부하였던 그가 씩씩하게(?) 일을 해나갔다.

해가 바뀌어 2005년 3월이 되었다.

그 달엔 엑기스를 제조한 지 5년 만에 최대의 주문 기록을 세웠다.

이렇게만 진행되면 국내에서 제일 큰 건강보조식품회사가 되는 것도 시간 문제일 뿐이라고 생각되었다.

그러던 4월초 어느 날 예전에 3~4번 엑기스를 남편과 아들에게 지어 주던 여자 고객이 사무실에 와서 그날도 주문을 하고 자리에서 일어설 때였다. 그 여자 분이 조심스럽게 말을 했다.

"회장님! 혹시 기분 나쁘게 듣지 마세요. 저는 불교신자로서 나이 70이기에 부처님께 기도만 열심히 드리는 사람인데…… 회장님은 천주교인이라 제 말을 어떻게 받아들이실지 모르겠네요.……"

"부담 갖지 말고 얘기 하실 것 있으면 하세요."

그러자 그 고객은 조심스럽게 말을 이어갔다.

"그러면 얘기 하겠습니다. 회장님은 공장문 밖에 돈을 가득 실은 큰 트럭이 수없이 공장 안으로 들어오려고 하네요. 그러나 그 차들이 들어오면 회장님 생명이 단축되니 잘 생각해서 하시는 것이 좋을 것 같네요."

그때만 해도 그 말을 깊이 생각하지 않고 흘려 들었다.

4월 말경 갑자기 배에 가스가 차기 시작했다. 처음엔 억지로 토하면 가스가 나가더니 며칠 뒤부터는 단양과 제천의 종합병원에서 코에 호스를 넣어 가스를 빼야만 했다. 2~3일 입원하면서 가스를 빼고 나면 괜찮아진 것 같았다.

그렇게 하길 몇 차례 하다보니 완전 지칠 대로 지쳤다. 가스가 배를 가득 채울 때의 그 고통은 이루 표현하기가 어렵다. 오직 머릿속에는 죽음, 자살밖에 생각 되는 게 없었다.

6월 5일 또 가스가 차서 제천의 종합병원에 입원을 하고 코에 호스를 넣고 밤을 새웠으나 이번엔 전혀 가스가 나오지 않았다.

6월 6일 현충일 날 담당 과장선생이 아내에게 "지금 빨리 구급차로 서울 큰 병원으로 모시고 가세요. 혹시 가다가 돌아가실 수도 있습니다. 시간이 없으니 빨리 서두르세요."

참 청천벽력 같은 말이었다.

지금껏 수많은 암 환자를 보아왔고, 또 죽을 고비를 여러 번 넘겨보았지만 가스가 배에 가득할 때의 그 고통이란 너무도 지독했고 하느님은 왜 이런 고통을 주시는가 하고 외마디 비명을 지르곤 했다. 아무리 작은 아픔도 타인의 고통보다 크다고는 하지만, 세상에 이렇게 아픈 병도 있나 싶어 숨이 멎는 게 행복할 것 같았다.

07
100일간 지옥에 다녀왔다

　구급차는 요란한 삐뽀 소리를 내면서 연휴로 차가 꽉 들어찬 영동고속도로 갓길을 쏜살같이 내달렸다. 그 요란한 소리가 꼭 나의 죽음을 재촉하는 소리같이 들려 왔다.

　제천의사의 말이 머리를 떠나지 않았다. "서울로 가는 도중에 돌아가실 수도 있습니다." 정말 그렇게 될 것 같았는데 1시간 30분 후 한양대병원 앞에 섰다. S병원으로 가봐야 또 그놈의 항암주사 타령만 할 것 같아 후배의사에게 부탁하여 6년 만에 치료병원을 바꿔 한양대학병원으로 간 것이다. 응급실에 도착하자 수술할 의사와 후배의사는 휴일인데도 나와 기다리고 있었다. 담당의사는 "오늘 휴일이라 수술 팀이 외출 중이므로 내일 아침 9시에 수술합시다. 그 동안 진통주사를 줄 터이니 잘 참고 기다리세요." 그래, 그 방법 밖에 없어 밤을 뜬 눈으로 새었다. 새벽녘부터 통증이 몹시 심하게 나타났다. 어서 9시가 되었음 하는데 시간은 멈추어 있는 것 같았다.

　드디어 아침에 수술실로 실려 가는데 수술실 문 앞에서 배가 터지는 소리를 듣고 정신을 잃었다. 깨어나 들어보니 가스로 배가 터진 것이었다. 그 날로부터 100여 일 동안 정말이지 지옥의 종류가 이렇게 많을까 싶게 고통 속에서 지냈다. 크고 작은 수술을 6번이나 했다. 소장, 대장

160

을 많이도 잘라내고 방광이 막혀 등쪽에 오줌구멍을 내서 오줌 백을 달고 배 앞엔 인공항문을 달았다. 그리고도 부족하여 배꼽 밑에 고름 나오는 구멍을 또 갖게 되었다. 여기저기 배를 갈라 배 앞쪽은 눈 뜨고는 볼 수 없는 처참한 몰골로 변했다. 이제 수술도 끝났고 고통이 끝나는가 싶으면 고열이 발생하고 통증이 심하여 하루에 진통제 주사를 4~5회씩 맞아야 했다.

어렸을 적에 동네어른이 3일 죽었다가 살아났다고 하면서 천국을 다녀온 애기를 들은 적이 있었다. 3일 동안 꽃이 피고 새가 아름답게 노래 부르는 천국 구경을 잘 하고 왔다고 했었다. 그런데 그것이 아니었다. 뜨겁다 못해 숨도 쉴 수 없는 고열이 계속되는가 싶으면 배를 칼로 오려내고, 창으로 찌르고, 못으로 박는 참혹한 시간이 쉼 없이 계속되었다. 그것도 1시간 2시간이 아니고 거의 100일 동안을 계속 했다.

그래도 한 가지 다행스런 일이 있었다. 어떤 환자든 좋은 의사를 만나야 하는 것이 철칙이건데, 바로 좋은 훌륭한 의사를 만난 것이었다.

40세가 채 안 된 젊은 이 교수는 그의 생명의 은인임에 틀림없다. 어느 의사와는 사뭇 달랐다. 환자의 고통을 십분 이해해 주고 그 고통을 줄여주기 위해 참으로 애쓰는 모습이 너무 감동적이었다.

그 악몽 같은 10여 일 동안 어쩌다 이 교수님의 회진이 없을 때엔 지옥 같은 생활이 더더욱 힘들었고 그러다가 회진을 오면 지옥을 탈출하여 천국에 들어온 것 같았다. 아픈 곳이 선생님을 본 순간 말끔히 나은 것만 같았다. 하루라도 좋으니 집에 가고픈 생각 밖에 없는 병원생활이었다. 병원비도 수천만 원이 나왔다. 6년 전엔 병원비가 없어 더 이상의 진료를 거부했었는데 그래도 병원비 걱정 안하고 병상생활을 할 수 있다는 사실이 감사했다.

08
가슴 설레는 외출

혼미해져가던 정신이 고통에서 잠시 벗어나게 되면 바로 지금 살아 있구나 하는 그 어떤 희열과 만나게 된다. 바로 몇 분 전까지 죽음을 달라고 기도했던 것을 망각하게 되고, 우선 고통이 멎은 것이 진통제 주사 때문이라고 생각지 않고, 건강이 회복되어 가는 것으로 착각하게 되는 것이다. 사실 예전엔 수천 명의 환우들이 자신들의 증상을 말하면서 고통을 얘기해도 그 고통을 짐작을 할 수 있어도 미처 체험해 보지 못한 고통들인 경우도 많았다. 미칠 정도로 아파보니까 더더욱 그 동안의 수천 명 환우들의 고통이 더 큰 고통이 되어 조여 왔다.

예전엔 십자가에 못 박힌 예수님을 그런대로 쳐다봤는데, 막상 제가 수많은 지옥의 순례를 해보니 예수님 몸에 박힌 못 하나하나가 고통이 되어 돌아오기도 했다. 만약 생명이 둘이라면 얼마나 좋을까? 너무 아플 때는 잠시 죽어 있고, 나머지 하나의 생명으로 그 고통을 해결할 방법을 찾아 나설 수 있다면 그보다 더 황홀함은 없을 것이다.

김회장은 중국에 3~4차례 가보았는데 그때 북경 시내에 있는 동인당제약소를 방문했을 때의 전율을 지금도 잊을 수가 없다. 동인당제약의 樂(악)사장은 350년의 유구한 제약회사의 역사 동안 일본의 관동군 손에 잡혀 처방전을 내놓으라고 할 때 죽으면 죽었지 침략군을 위해 줄 수 없다고 버텨 결국 평생을 휠체어에 의지해야 할 정도로 두들겨 맞았지만 끝내 처방전을 넘겨주지 않았다고 한다. 동인당 벽에 걸린 큰 사진엔 휠체어에 앉은 악사장이 모택동 주석에게 처방전을 주면서 이젠 이 처방전으로 중국인민을 질병으로부터 구해달라고 허리를 굽혀 모택동 주석을 바라보는 모습이 담겨 있다. 김회장도 그 동안 병을 낫고, 수천 명의 환우의 절박한(대안이 없던) 상황을 환희로 바꾸어준 처방전이 있다. 그동안 밤잠 안자며 연구하고 개발한 처방전이었다. 누구 말마따나 처방전만 의지해도 몇 대까지 먹고 사는 데는 지장이 없을 것 같았다. 그러나 김회장은 결코 그것이 아니라는 것을 이번 10일의 지옥여행에서 나름의 깨달음이 있었다. 이대로 죽으면 그 처방전은 한낱 휴지조각에 불과할 수도 있다. 그러나 그 처방전을 어떻게 쓰느냐에 따라 수많은 절박하고 대안이 없는 환우들께는 기쁨이, 환희의 시간이 될 수도 있을 것이라고 생각되었다. 그래서 사무실에 광고를 내게 했다. 한국 자연치유요법학회를 결성시키고(한의사, 대학교수, 제약회사 사장 등으로) 오늘날 대체의학으로 생명의 무한성을 일깨워주는 자연의학의 씨앗을 키워보자는 생각에 제자양성을 하기로 하였다.

그리고 김회장은 주치의인 이 교수께 급한 일이 있으니 잠시 집에 좀 갔다 오게 외출을 허락해 달라고 부탁했다. 다행히 교수는 외출 중에도 제천의 병원에서 하루 3번의 주사를 맞을 것까지 준비해 주며 승낙해 주었다. 김회장은 전국 방방곡곡에서 모여든 50여 명이 기다리고 있는 세미나 장소인 단양의 소백산 관광목장, 단양유스호스텔로 두 번이나 외출중을 끊어 나가 1회에 3시간의 필사의 강연을 여러 교수들의 강연 뒤에 열심히 했다. 단 한 명이라도 대체자연의학에 입문시키는 씨앗을 뿌리고자 하는 심정이었다. 누군가가 씨앗이라도 뿌려놓으면 그 씨앗이 훗날 큰 나무가 되어 많은 이들에게 생명의 환희를 나눠줄 수 있다면 이보다 더 큰 씨앗 뿌리기가 어디에 또 있겠는가. 강의를 할 때면 대개 50이 넘은 수강생들이지만 어떤 젊은이 못지 않게 열심히 메모해 가며 경청하는 그 진지한 모습은, 그것을 바라보는 것만으로도 그에게는 큰 행복이었다.

09

파랑새를 나눠 가집시다

사람은 욕망 때문에 파멸한다고 한다. 지나친, 분수에 어긋난, 황당한 욕망은 지금껏 애써 가꾸고 지켜온 모든 것을 송두리째 날려 버릴 수 있기 때문일 것이다. 그러나 사람에게 욕망은 발전과 번영을 가져오는 성취의 시발점이 되는 것은 분명할 것이다. 욕망은 꿈이기 때문이다. 꿈이 없다면 아무것도 이루어질 수 없다.(Nothing to happen, without a dream) 꿈으로만 꾸는 것이 아니라 꿈을 꾸다보면 그것 자체가 소망의 활력이 되어 비로소 실체가 나타나게 되는 것이다. 김회장은 두 번의 자연치유요법사 회원 모집으로 세미나를 실시해 보고 나서 확연히 깨달을 수 있었다.

결론부터 말하자면 "참 잘한 일이다." 세상에 태어나서 잘한 일 몇 가지 중 하나임에 틀림없다고 생각되었다. IMF 구조조정과 명예퇴직 등으로 한순간에 직장을 잃은 분들, 퇴직금 등으로 사업을 했으나 돈만 날린 분들, 이미 나이는 50~60대를 넘기고 있거나, 넘긴 분들이지만 그분들은 진실로 제2의 인생을 가장 확실하고 보람 있게, 또 경제적으로도 작은 투자로 고수익을 올리며 앞으로 남은 기나긴 노후생활에 칠흑 같은 거센 파도의 어둠 속에 등대를 발견한 것처럼 만족할 수 있는 일이었기 때문이다.

105일간의 병원생활도 끝이 있었다. 아니 더 정확히 표현한다면 담당 이 교수께 집에 가서 가까운 큰 병원에서 처방대로 치료를 계속 할 터이니 퇴원을 시켜달라고 간곡히 부탁을 했기에 가능했으리라 생각한다. 아무튼 그는 날듯이 기뻐 짐을 꾸려 집으로 돌아왔다. 정말이지 퇴원하여 집에 돌아왔다는 것만으로도 살 것 같았다. 더더욱 그를 기쁘게 한 것은 "제자양성"을 본격화해야겠다는 생각에 조바심이 더 커지면서 그 동안 두 차례 해본 결과 장단점을 분석하고 몇 차례에 걸쳐 세미나를 성황리에 개최하였고 확실히 성공적으로 일이 진행되었다는 사실이다.

사람이면 누구나 꿈꾸는 파랑새를 가질 수 있다고 생각한다. 암이 걸리고 6년이 되어가는 시간이지만 그 동안 돈도 벌었고, 명예도 얻었고, 보람도 얻었다. 이제 파랑새는 커다란 파랑새는 아닐지 몰라도, 공장과 사무실, 오리농장, 승용차……, 어디 그뿐인가? 지난 6년 동안 큰 병인 암투병중이었지만 누구에게 단 얼마라도 돈을 꿔본 적이 없고 심지어는 병문안을 온 친지, 친척에게 오히려 용돈을 줄 수 있는 입장이었다.

이번에 공장에서 그리 멀지 않은 곳에 위치한 폐교(국민학교 분교)를 인수했다. 이곳엔 시청각교육실, 숙박시설, 강의실, 명상실 등을 만들어 앞으로 '참 좋은 생명의 집' 가맹점을 하는 분들의 교육장겸 가족휴식소로 꾸밀 예정으로 인수하였다. 파랑새를 손에 쥐었음에 틀림없다.

이제 파랑새를 모두 함께 나눠 갖기로 하였다. 자연치유요법사는 그 어떤 의사, 약사들이 손쓰지 않았거나, 못 쓴 사각지대를 훌륭히 메꿔주는 제3의 의학이며 어떤 면에선 최고의 명의가 되기 때문이다. 어디 그뿐인가? 자연치유요법사는 앞으로 활동할 영역이 무한정 많다는데 커다란 매력이 있다. 환자를 살리는 일은 의사, 약사만의 일이 아니다.

환자가 꼭 먹어야 하는 각종 환자용 음식업은 앞으로 그 시장성이 무한정 넓을 것이다.

또한 환자가 입은 옷은 아무래도 특수용이어야 하는데 현실은 그렇지 못하다. 암 환자, 중풍 환자는 땀의 문제로 면으로 만든 옷이 필요하다. 또한 환자들은 몸을 지탱하기에 어려움이 많기에 간편한 옷이 필요한대도 현실은 환자특수용 옷만 파는 곳이 없는 실정이다. 집도 그렇다. 서울의 비싼 집보다 시골의 공기, 물이 좋은 값싼 토지에 장기간 요양할 수 있는 저렴한 집들이 엄청 필요하다. 이런 사업을 자연치유요법에 의한 설계시공을 한다면 환자나 사업주 모두에게 이득이 될 것인데 아직 그런 곳까지 생각이 미치지 못하는 현실이 아쉬울 뿐이었다.

소규모사업을 해도 똑같을 것이다. 약용버섯, 식물만 취급하는 전문점이 전국에 1만 곳이 있다 해도 전문성만 잘 살려 운영한다면 경영은 100점이 될 것임에 틀림없다.

또한 환자용 동물농장을 운영하는 특수 오골계, 유황오리농장 등은 고수익을 올릴 수 있는 분야이다. 아무튼 자연치유요법사가 되면 그 경제적 효율성은 그 어떤 업종보다 전망이 밝다고 할 수 있다. 문제는 지금인데, 자연치유요법에 눈을 떠서 그 분야에 관심을 갖고 열심히 공부를 하면 사업을 하는 데에 필요한 자금 문제는 손쉽게 해결할 방법이 많을 것이다. 한국 자연치유요법학회의 세미나 수련만 받아도 그러한 대안은 마련되어 있다. 기본교육이 된 분들은 (주) <참 좋은 생명의 집> 의 서포터가 되는 것도 방법의 하나이다. 주변의 환자를 회사의 전문상담자와 연결만 시켜주어도 일정액의 수수료를 받게 되는 것이 바로 서포터 제도이다. 기본적 교육 수료와 본인의 순수한 열정만 있으면 누구나 가능한 일이다.

지금도 회사엔 이렇게 서포터 활동을 하는 분들이 수백 명 있다. 이분들은 한달에 최소 수십만 원에서 수백만 원까지 매달 받는 분들이 많다. 이렇게 서포터를 해서 자금을 모아 건강원이나 동물 농장, 약용식물 농장, 전문 판매점, 엑기스 즉석가공업을 하게 되는 분들도 상당수에 이르고 있다. 이분들 중 상당수는 가맹점을 해서 고소득과 명예, 보람 속에 생활을 평화롭게, 만족스럽게 하는 분들이 많다는 점이다. 바로 지금까지 누려온 '파랑새 갖기'가 우리 서로 서로 나눠갖게 된 경우가 된다.

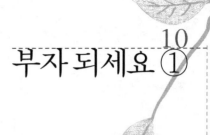

부자 되세요 ①

그동안 이런 일이 여러 번 있었다. 엑기스를 복용 후 암을 극복한 젊은 과학자가 있었다. 그분은 국가 연구기관에 근무하다가 암이 발생하여 퇴직한 분이었는데 다행스럽게도 (주) <참 좋은 생명의 집> 엑기스로 병을 낫고, 감사하다고 부부가 인사차 들렀다. 그분은 이런 저런 애기 끝에 (주) <참 좋은 생명의 집> 의 가맹점을 충남 지역에서 해보고 싶은데 충남과 대전 지역을 모두 자신의 구역으로 주면 가맹비로 5천만 원을 주겠다고 제의했다. 김회장은 정중히 사양했다.

명의란 질병만 잘 고치는 사람만 지칭하는 것이 결코 아니다. 그것은 어디까지나 기술자이지 명의가 될 수 없다고 생각한다. 환자의 절박한 상황을 같이 인식하고 몸에 붙은 병균도 없애야 되지만, 더 나아가 환자의 마음도 쓰다듬어 줄 수 있어야 진정한 명의가 될 것이다. 환자의 넉넉하지 못한 경제상황을 살펴 돈 아니고도 병을 고칠 수 있는 방법을 제시해 주고, 좌절된 심리를 안심하고 긍정적으로 병을 고칠 수 있도록 환자의 입장이 되어 환자를 이해해 주고 격려해 줄 수 있어야 한다. 그런데도 가맹점을 해서 돈을 벌 수 있다고 많은 가맹비를 내고 가맹점을 차린 분이 얼마만큼 환자의 입장이 되어 질병을 치유시킬 수 있겠는지 금새 생각이 미칠 것이다.

그래서 많은 돈을 준다 해도 사양했던 것이다. 돈을 버는 것으로 친다면 충남, 대전 지역에서 1~2년이면 5천만 원 정도는 조금 노력하면 벌수 있을 것이다. 문제는 돈보다 우선되는 소중한 그 무엇— 바로 '명의'가 되려고 하는 성의와 정성이 있어야 한다고 생각한다. 그렇기 때문에 가맹점을 하실 분은 명의가 되겠다는 소박한 마음을 가진 분이면 좋겠다. 환자의 가장 가까운 곳에서 답답한 환자와 대화를 언제든 나누고, 그분들을 위로해 주고 거짓 없이 정직한 마음으로 약초와 약용버섯, 유황오리를 넣어 정직한 엑기스를 공급해 주면 특별히 광고를 하지 않아도 엑기스를 복용한 사람들의 입소문으로 손님은 만원사례를 할 것은 명약관화한 일일 것이다.

부자 되세요 ② 11

사람들은 모름지기 모두 부자가 되고 싶어 한다. 그러나 현실은 그렇다고 모두가 부자가 되는 것은 아니다. 부자 되는 사람은 부자 되는 것에 저축을 열심히 하는 분들인 것 같다. 수입보다 지출 관리를 얼마만큼 잘 하느냐가 부자 되는 기본수칙이라 한다면 이것보다 더 소중한 수칙이 분명 없을 것이다. 바로 정직함을 평소 꾸준히 저축하는 것이다.

환자가 약을 주문할 때는 생명을 조건으로 한다. 돈이 결코 종착점이 될 수 없고 오로지 건강회복을 간절히 바라는 마음으로 주문하는 것이다. 불성실하고 부정직하게 함량을 속이거나 값싼 약재로 약을 만든다는 것은 바로 살인행위나, 최소한 그에 버금가는 행위를 하게 된다는 점이다.

두말할 것 없이 이 자연계를 살펴보라. 단 1초라도 어긋남 없이 하늘은 좋은 공기와 햇볕을 쉼 없이 주고 있다. 거기에 만약 함량이 적은 산소를 주면 지구상의 모든 생명체는 순식간에 죽음을 맞이하게 될 것이다.

정직하게 유황을 100회 이상 먹인 오리만이 진짜 유황오리이고, 양파솔잎, 약용버섯, 약초 등도 모두 정직의 산물로서 그 소임을 100% 다 완수하게 될 것이다. 또한 이러한 정직한 마음, 정직한 행동일 때 드리는 환자들을 위한 기도도 충분히 그 능력을 나타나게 될 것으로 믿는 것이

171

다. 엑기스를 복용하는 환우들도 엑기스를 진심으로 믿을 때 100% 그 효험을 체험하게 될 것은 틀림없는 사실이다.

일생을 교육자로 살다가 마지막 여자고등학교 교장을 하셨던 김회장의 아버님은 평소 구두 뒤축을 구겨 신고 다닌 사람은 불성실하고 늦잠 자는 사람은 성공한 삶을 살 수 없는 것으로 끝나지만, 정직하지 못한 행동을 한 사람은 인생을 온통 후회화 참담함으로 끝나게 된다고 말씀하셨다.

약을 만들어주는 사람이나 먹는 사람 모두가 정직한 마음일 때 건강도 찾고 부자가 되어 살수 있음은 어쩌면 너무나 당연한 진리임에 틀림없다.

12

누구나 복용할 수 있는
유황약초청국장을 개발했다

2005년 11월 14일 신문에 영국 런던에 거주하는 앤드류 스팀슨이라는 사람이 에이즈 바이러스에 감염되었다가 저절로 완치된 기사가 실렸는데 세계 3,500만 명의 에이즈 환자 중 어떤 약물치료도 받지 않고 (그는 스스로 자포자기 상태로 치료를 전혀 받지 않았다고 함.) 에이즈가 완치되는 경우는 처음이라고 영국의 BBC가 발표하였다고 한다.

이는 그의 면역체계가 약물치료를 하지 않고도 병균을 쫓아낼 수 있었다는 얘기인데 바로 면역체계를 강하게 만들어 주는 곳이 소장에서의 일이란 점에 주목해야 한다. 어떤 질병이든 먹는 것으로 고치지 못하면 이 세상에 그 어떤 약으로도 고칠 수 없다고 옛날의 히포크라테스나 허준 선생은 모두 갈파했던 점이다.

유황오리는 '만병일독' 이라는 몸 안의 독소를 말끔히 제거하고 나면 파괴된 세포를 재생시켜주게 되고 강렬한 에너지로 환자의 면역체계를 강화시켜 주게 된다. 이때 바로 환자의 면역체계가 강화될 시점에 소장 부분에 그에 합당하고 적절한 음식물이 들어가야 하는데 바로 청국장이 가장 안성맞춤이라는 사실이다. 청국장은 그 동안 국내의 많은 학자들이 그 우수성을 너무도 많이 규명하여 주었기 때문에 새삼스럽게 언급하지는 않겠다. 다만 차병원 산부인과 과장을 역임 후 산부인과 병원으로 유명한 홍영재원장이 대장암과 신장암을 동시에 걸려 지독한 항암주사 후유증으로 아무것도 먹지 못하게 되었을 때 청국장으로 소장 기능을 회복하여 질병을 치료하는데 큰 도움을 얻게 되어 지난 9월에는 서울 삼성동에 '홍영재 장수 청국장 레스토랑'을 열어 열렬한 청국장 전도사가 되었음은 모두 알려진 사실이다.

미국 스탠퍼드 의대 미생물 및 면역학과 연구원을 역임한 분자생물학의 최고 권위자인 김한복 교수의 10여 년의 청국장의 연구로 이제 세계적으로 그 어떤 발효식품보다 청국장이 우수하여 앞으로도 남은 여생을 청국장에 바친다는 강론을 듣다 보면 우리는 가장 가까운 곳에 최대의 음식(약)으로 질병을 쉽게 예방·치유할 수 있는 길을 놔두고도 헛된 길로 귀중한 시간과 끝내는 생명마저 잃게 된다는 점에 못내 가슴 아픈 일임에 틀림 없을 것이다.

청국장의 효능을 몇 가지만 열거해 보겠다.

첫째, 청국장에는 '제니스테인'이라는 물질이 풍부한데, 이 물질은 유방암, 대장암, 위암, 폐암, 전립선암 등에 탁월한 항암 작용을 한다.

둘째, 청국장에 들어 있는 '레시틴'이란 단백질 분해효소는 혈전이나 콜레스테롤을 녹여내는 효과가 탁월하여 중풍 치료와 심장병, 고혈압, 당뇨, 치매 치료에 도움이 크다.

셋째, 청국장에 많이 들어 있는 B_2는 간 B기능을 활성화시켜 간경화, 간암의 예방치료에 도움이 크다.

넷째, 청국장에 들어 있는 바실러스균으로 악성 설사, 악성 변비를 쉽게 해결해 주므로 다이어트에도 적합하다.

다섯째, 청국장에 들어 있는 리놀레산 등의 불포화지방산이 풍부하여 아토피, 무좀 등에 탁월한 효과를 나타낸다.

마지막으로 소장에서 면역체계를 강화시켜주어 스스로 질병을 쫓아내는데 이보다 더 좋은 음식은 없다고 해야 할 것이다.

자신의 난치병, 불치병을 낫겠다고 한다면 면역력 증강 밖에 없다. 이곳 충북 단양은 소백산, 월악산, 치악산 등 국립공원의 가장 청정한 공기가 가득한 곳이다. 그래서 공기가 좋고, 물이 약수이다. 이곳에서 생산된 콩으로 1년 전부터 청국장을 개발하여 왔다. 가장 원칙에 충실한 청국장을 만들기 위해 여러 참고서적은 물론, 실제 맛을 보고, 연구하여 마침내 최고의 명품을 만들어냈다. 요즘 환우들은 유황오리 엑기스와 버섯약초 엑기스를 복용하고 하루 식사 중 1~2차례 청국장을 들어 건강회복에 큰 도움을 받고 있다. 아무쪼록 청국장의 신비한 능력을 우리 모두 체험하여 보기 바란다. 청국장 30g 속에서 수백억 마리의 미생물과 황산화 물질, 항암 물질, 면역증강 물질 등의 생리활성 물질이 들어 있어 그 어느 약보다도 우수한 효능을 지닌 가장 이상적인 건강식품이기 때문이다. 더욱이 제조한 청국장은 만병일독을 제거하는 원초적인 유황오리와 약용버섯, 약초를 배합산 순(純) 약용 청국장이므로 일반 청국장과는 그 효능에 비교가 되지 않는다. 국내의 수백만 불치병, 난치병 환우들에게 유황약초 청국장이 커다란 기여를 할 것으로 믿는다.

13
얼마 남지 않은 시간을 위한 기도

(그 동안 김회장이 고통의 늪 속에 허우적거릴 때마다 하느님께 드렸던 기도이다. 여러분도 여러분의 기도문을 만들어 기도하기 바란다. 크게 평화를 가지게 될 것이다.)

은총이 가득하신 성모님! 자비와 평화를 주시는 천주님! 오늘 제가 천주님과 성모님께 이렇게 기도를 드릴 수 있게 살아 있음을 감사드립니다. 제가 곤경에 처할 때는 두 분의 존재하심에 우선 안심합니다. 그러나 제가 기쁨에 처할 때는 두 분의 존재를 망각해 버립니다. 제가 두 분을 찾으면 시간의 차이만 있을 뿐 언제든 두 분께선 제가 요구하는 바를 기꺼이 주셨습니다. 그러면 저는 받은 것을 즐거워하지만, 그 즐거움이 괴로움으로 변하면 또다시 탐욕스레 요구하며 오늘까지 살아왔습니다. 그리 하다보니 저는 걸인처럼 받는 것에 익숙하고 남을 돕고 이해하는 데엔 인색해져 갔습니다. 천주님과 성모님이 빨리 주시지 않으면 세상에 대하여 화를 내고, 온전히 주시면 만족을 몰라 결국 수치를 당하고 몸을 함부로 써서 망가뜨리고, 말을 너무 헤프게 사용하여 얻은 것도 잃게 하고, 무리한 일을 자주 되풀이하여 고통을 떠나지 않게 하였습니다. 어디 그것뿐입니까? 어리석음은 외면하면서까지 죄를 회개치 못하면서, 운명 탓을 하고 천주님 탓을 한 적도 많습니다. 이제 저는 두 분께서 주신 은총을 탕진한 아들이 되었고 이제 얼마 남지 않은 생명이나마, 그 은총을 조금이라도 갚고 떠나가야 마땅할 것입니다.

이제 저의 기도도 마지막이 될 것이오니, 저의 끝없는 어리석음과 탐욕을 멈추게 하시고 저의 성냄도 파묻어 주시어 "지금까지 걸어온 길에서 발길을 돌려" 단 한순간이라도 두 분의 기쁜 자랑거리가 되게 허락하소서! 그러므로 지금껏 몰랐던 참된 평화의 길을 저와 모든 이들이 함께 깨닫게 허락하소서! 이 모든 기도를 예수님의 이름으로 기도드렸습니다. 아멘.

14

암 말기라고 말하지 마세요

건강한 생활을 매일 매일 순탄하게 잘 하다가도, 6개월에 한 번씩 검진 받으러 서울에 있는 큰 병원에 갈 날짜가 다가오면 사나흘 전부터는 괜히 짜증만 나고, 변비가 심해지고 몸이 천근만근이 되는 것 같다. 하물며 그 어떤 대안이 없고 오로지 병원 의사 선생님에게 생명을 의탁한 입장이 된 말기 환자가 되었을 때엔 아주 사소한 실수라도 큰 실수를 저지른 것처럼 생각되어지고 그로 인해 생명마저 끝나는 것처럼 이해되기가 십상이다. 그러나 결코 우리는 말기라고 말하지 말자. 그 동안 1~2개월 살 수밖에 없다던 말을 두 번이나 극복했다.

어디 그뿐인가? 그 동안 도와드려 건강을 찾은 분들만 해도 셀 수 없이 많다. 이 모든 분들이 말기라고 했지만, 말기는 결코 아니었다. 어쩌면 병원에서 말기라는 말을 듣는 그 순간 우리의 마음과 몸은 말기 환자가 돼버리는 경우가 많은 것 같다. 환자는 물론이고 보호자마저도 의사 선생이 얼마 남지 않았다고 말하면 더 최선을 다하는 것이 아니라 수의 준비나 묘지 마련을 서두르는 분도 많다는 것은 부인할 수 없는 현실이다.

이제부터 우리는 말기 판정을 받는 순간부터 "이제부터 10년은 기필코 살겠다."고 결심을 해야 한다. 못 다한 일들을 10년 동안 마무리하고 지금까지 살아온 생애보다 더 아름답고 강인하고 위대하게 삶을 가꾸어야 할 하느님의 은총이라고 생각한다. "꽃밭에 앉아 꽃잎을 보네."라는 노래 가사처럼 우리를 지금껏 억눌렀던 육체적, 정신적 말기를 털고 새 생명의 노래를 부르자!!

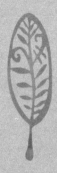

하루에 열다섯 번 이상 웃는 사람은 의사를 멀리 할 수 있다. 또 하루에 세 번만 크게 웃으면 아침 조깅을 한 것과 같은 효과가 있다. 그뿐 아니라 웃음은 위산이 많이 나오는 것을 방지해 위산과다 예방과 치료에도 한 몫을 한다.

—조지 굿먼

제3부

인체자연치유학

1장
질환별 특성

나는 의사들이 우리를 위해 어떤 병을 치료해 주는지 알지 못한다. 그러나 그들이 우리에게 아주 치명적인 증세를 안겨다 준다는 것은 알고 있다. 예를 들어, 무력증, 소심함, 경솔한 맹신, 죽음에 대한 공포 등이다. 의사들은 인간의 육체를 치료하면서 그 대가로 인간의 용기를 죽여 버린다. 그들이 시체를 걷게 만든다는 사실이 우리에게 어떤 의미가 있는가? 우리에게 필요한 것은 진정으로 살아 있는 사람이다. 그러나 누구도 그들의 손에서 그런 사람이 걸어 나오는 것을 보지 못했다.

-루소

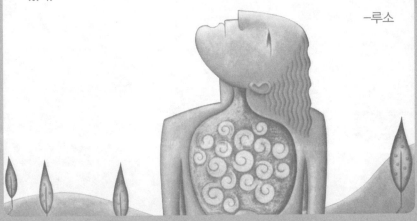

잘못된 식습관으로 생긴 간암 01

한국 성인 남성들에게 많이 걸리는 간 질환 중 간에서 악성세포가 증식하는 것을 간암이라고 한다. 여러 암 중에 아주 흔하면서도, 치료하기 어려운 간암은 특히 식습관과 관련이 높아 자극성 강한 음식을 좋아할 때 발생률이 높아진다. 간암은 B형간염 바이러스가 지속적으로 감염되면서 발생하는데 지리적으로 B형 간염 바이러스의 감염이 많은 지역에서 간암의 발생 빈도가 높다. 그 외에도 간경화, 알코올 섭취과다 등이 위험 요인이다.

간암에 걸리면 몸이 노곤하고 소화가 잘 되지 않으며, 헛배가 부르고 식욕이 없어지며 우상복부(오른쪽 가슴 밑)에 불쾌감을 느끼는 등 막연한 증상이 많다.

가끔 우측 늑골의 아래로 단단한 돌덩이 같은 것이 만져지거나 통증을 느낄 때도 있다. 때로는 바늘에 찔리는 듯한 아픔이 간 부위에 느껴지기도 하는데 주로 밤에 심해진다.

또한, 체중이 급격히 줄어들거나, 황달이 심해지며, 복수가 전과 달리 치료에 반응하지 않는 등의 증상을 보인다. 따라서 만성 간염이나 간경변증을 앓는 환자는 특별한 증상이 없더라도 정기적인 검진을 받는 것이 바람직하다.

우리 나라같이 다발 지역에서는 B형간염이 주원인으로서 예방책인 청결한 음식 및 수분의 섭취, 주사나 혈액제제의 소독관리를 철저히 하고, 특히 B형간염 예방접종을 하여 간염에 걸리지 않도록 해야 한다.

간암을 이겨낼 수 있는 음식으로는 현미콩밥, 청국장, 버섯, 인삼, 도라지, 마늘, 미역, 녹차, 케일, 작두콩, 부추 등이 있다.

가장 온순한 암, 갑상선암 02

목의 앞 피부 바로 밑에 있는 나비 모양을 한 장기로 갑상선호르몬을 분비하는 곳에서 생기는 암을 모두 갑상선암이라고 한다.

갑상선암에 걸리는 원인 중 방사선이 잘 알려져 있다. 어릴 때 양성질환(예, 여드름, 편도선염)으로 목에 방사선 조사를 받은 사람한테서 20년 후의 갑상선 발생이 높으며, 갑상선종 환자도 갑상선암에 걸릴 위험이 높다. 또한 갑상선암은 모든 연령층에서 생길 수 있으며 여자가 남자보다 3배 정도 많다.

갑상선암의 증상을 보면, 목에 멍울이 생기는 것이 대부분이며, 목구멍에 압박감이 있다든가, 목소리가 쉰다든가, 목이 잠기는 등의 증세도 있다. 미분화암의 경우는 호흡이 곤란해지고, 무엇을 삼키기 어려우며, 체중이 줄고, 피로해지기 쉬운 것 등의 증세도 나타난다.

갑상선암은 암 중에서는 가장 치료 결과가 좋기 때문에 생활하는데 큰 불편이 없다. 평소에 술, 담배를 피하면 건강한 사람과 똑같이 지내면 된다.

갑상선암을 이기는 음식으로는, 현미콩밥, 청국장, 도라지, 차가버섯, 인삼, 마늘, 미역 등이 있다.

03

젊은 환자들이 늘고 있는 결핵

예전에는 결핵환자 하면 노인들이 많이 걸리는 병으로 생각해 왔다. 그러나 요즘 우리 나라 결핵 감염자의 특징은 20~30 대가 가장 많은 비중을 차지하고 있다. 젊은이들의 경우 결핵의 주요 증상인 체중 감소, 기운이 없어지고 밤새 식은땀이 나는 증상들을 다이어트 때문에 일어난 일시적 증상으로 착각하는 경우가 있다.

결핵균의 감염에 의해 생기는 감염성 질환이다. 결핵균은 호흡기를 통해 감염되므로 가장 많이 침범하는 부위가 폐이며 이곳으로부터 피나 림프액의 흐름을 타고 여러 장기에 이르게 된다. 결핵은 아직도 우리 나라 10대 사망원인에 드는 중요한 질환으로 인체 어느 곳에나 발생할 수 있는 감염성인 급성 또는 만성질환이다.

결핵에 걸리는 원인을 살펴보면, 결핵에 걸린 환자가 기침과 재채기를 하거나 큰소리로 말할 때 결핵균이 공기 중에 나와 다른 사람의 폐포에 흡입되어 발병한다. 그러나 건강한 사람들은 결핵균을 흡입하더라도 면역 방어 기전으로 인해 자연 치유되는 것이 정상이다.

결핵에 걸리면 호흡기 증상으로는 기침이 가장 흔하고, 가래가 나오지 않거나 만성적인 화농성 객담이 나올 수 있으며, 그 외에도 흉통, 객혈, 호흡 곤란 등이 있다. 이러한 호흡기 증상이 3주 이상 지속될 때에는 결핵균 검사, 가슴X선 촬영 등을 해서 정확한 진찰을 받아야 한다. 그 외에도 결핵의 발병 부위에 따라 구토 등의 신경계 증상, 관절, 척추의 통증, 혈뇨 등의 신장 비뇨기계 증상, 설사, 복통 등의 소화 기계 증상 등 다양한 증상을 보일 수 있다.

결핵의 전파를 예방하기 위해서는 정확한 환기가 중요하다. 그리고 기침이나 재채기를 할 때 휴지로 입을 막고 하도록 한다. 환자가 쓰고 있는 물건이나 홑이불, 식기 등에 의해서는 전파되지 않으므로 이들에 대해서는 특별히 신경을 쓸 필요는 없으나 만지고 나서는 손을 깨끗이 씻어주는 것이 중요하다.

결핵 환자는 고열량, 고단백, 고비타민, 고칼슘과 무기질을 균형 있게 섭취해야 한다. 급성 폐결핵으로 고열인 경우 다른 열병 환자와 같이 고열량, 고단백을 액체로 섭취한다.

포도즙 등 과일즙은 포도당이 단당으로 되어 있어 소화 흡수가 쉽고 고열 환자에게 열량, 무기질, 비타민, 수분 등을 공급할 수 있는 좋은 식품이다. 차츰 병세가 호전되면 우유나 두유, 크림 수프, 현미깨죽, 현미 잣죽, 콩죽, 팥죽 등이 좋다. 환자의 주식은 현미와 잡곡 20% 정도를 혼합한 밥이 좋다.

활동성 결핵 화자의 경우 칼슘 소모가 많아 칼슘 평형 유지를 위해 칼슘이 많이 든 음식을 먹어야 한다. 해조류에는 미네랄이 풍부하므로 김, 파래, 다시마, 미역, 톳 등을 번갈아 먹는 것이 좋다.

04
환절기에 늘어나는 기관지천식

봄만 되면 중국으로부터 몰려 오는 황사로 기관지천식 환자가 늘고 있다. 기침이 나고 숨이 차니까 자다가도 자꾸 깨고, 누워 있기도 힘든 기관지천식에 걸리면 생활하기가 어려울 정도이다.

기관지천식은 여러 가지 다양한 자극에 대한 기관지의 반응이 증가하는 기도 질환이다. 즉, 공기가 통과하는 통로인 기도에 만성적으로 염증이 생겨, 기도 벽이 부어오르고, 기도 안으로 점액 분비물을 많이 방출하므로, 대기 중에 있는 여러 자극 물질에 의해서 쉽게 과민 반응을 일으켜 기도가 좁아지거나 경련을 일으키는 것이다.

기관지천식에 걸리는 가장 큰 요인은 감기이며, 그 외에 달리기 등의 운동 후, 꽃가루, 집 먼지 진드기, 강아지나 고양이 털 및 배설물, 곰팡이 등의 환경적 요인, 대기 오염, 자극적인 냄새, 담배 연기, 기후 변화 등 다양하다.

그리고 흥분이나 스트레스, 감정이 격앙된 상태가 되어 악화되기도 하며, 약물의 부작용으로도 기관지천식이 유발될 수 있다.

기관지천식에 걸리면, 기침, 호기성 천명음(숨을 내쉴 때 쌕쌕거리는 호흡음), 호흡 곤란이 기관지천식의 대표적인 3대 증상이 나타난다. 기도에 염증이 생겨서 점액 분비가 많아지고 여러 자극 물질에 의해서 기관지가 좋아지면 공기가 잘 통과하지 못하므로 숨쉬기가 어려워지기도 한다.

따라서 호흡 곤란이 제일 많이 나타나며 기침도 동반된다. 만약 기관지 수축이 미약하면 호흡 곤란보다는 흉부 압박감(가슴이 답답하거나 불쾌감)만 호소하기도 한다. 기도 경련이 심해서 기도가 완전히 막히면 질식할 수도 있다.

기관지천식 발작은 주로 밤에 잘 일어나고 새벽이면 가라앉는다. 어린이에게 많으며 여자보다 남자의 발병율이 더 높은데, 특히 집에서 흡연하는 어른이 있는 가정의 아이에게 잘 생긴다.

기관지천식에 걸리지 않기 위해서 평소에 생활습관이 중요하다. 침실의 이불이나 베개 등은 집 먼지 진드기 등이 잘 생길 수 있기 때문에 수시로 햇볕에 말리고, 카펫 등은 가급적 사용하지 않는 것이 좋다. 환기와 세탁을 자주 해서 집먼지 진드기, 애완동물의 털, 담배 연기 등을 제거하여야 한다.

운동을 하되 심하게 하거나 많은 양의 운동은 삼가도록 하고, 심한 운동 후 기관지천식발작이 생기면 앉아서 휴식을 취한다. 따뜻한 물을 자주 마시고, 특이한 식이요법은 없지만 기관지천식발작을 유발하는 음식 섭취는 피하도록 한다.

기관지천식에 좋은 음식은, 배, 도라지, 오이, 모과, 무 등이 있다.

05
사망률 1위 뇌졸중

우리 나라의 경우, 사망률 제1위는 뇌졸중, 고혈압이고, 2위는 암, 3위는 심장병이다.

뇌졸중은 뇌에 혈액 공급이 제대로 되지 않아 손발의 마비, 언어 장애, 호흡 곤란 따위를 일으키는 증상이 있으며, 뇌동맥이 막히거나, 갑자기 터져 출혈한 혈액이 굳어져 혈관을 막고 주위 신경을 압박하여 여러 가지 신경 증상이 나타나게 된다.

뇌졸중의 가장 흔한 원인은 동맥경화(죽상동맥경화성 혈전증)이다. 동맥경화가 있으면 혈관이 점차 좁아져 혈관 내 혈류가 줄어들게 되는데, 이 상태가 더 진행되면 혈관이 아예 막혀버려 뇌 조직으로의 혈액 공급이 차단되어 뇌에 손상이 오게 된다.

뇌졸중은 어느 날 갑자기 발병하는 경우가 많은데, 이는 뇌혈관에 이상이 생겨도 뇌의 기능을 유지할 수 있으므로 본인이 미처 느끼지 못하는 사이에 조금씩 증상이 악화되기 때문이다. 혈관이 견디지 못할 정도가 되어서야 혈관이 막히거나 터지게 되는데, 이럴 때 갑자기 반신불수가 되거나 의식을 잃은 등 뇌졸중의 증상이 나타나는 것이다.

뇌졸중의 증상은 매우 다양한데, 흔한 증상으로는 반신불수, 감각이상 및 감각소실, 두통 및 구토, 언어장애(실어증), 어지럼증, 안면신경마비, 발음장애, 운동실조증, 시야결손, 물체가 겹쳐 보이는 복시 등이 있으며, 심한 경우에는 식물인간 상태나 치매도 오며, 사망에 이를 수도 있다.

　뇌졸중이 아닌가 의심하게 하는 몇 가지 징후가 있다. 갑자기 한쪽 얼굴이나 팔, 다리 등에 힘이 빠지거나 저린 느낌이 오거나, 갑자기 말을 못하거나, 말귀를 못 알아듣거나 혹은 발음이 어눌해지고, 갑자기 한쪽 눈이 침침해지거나, 시야의 한쪽 부분이 잘 안 보이거나, 갑자기 어지럽거나, 한쪽으로 자꾸 쓰러지려고 하고, 평소 두통이 없던 사람이 갑자기 심한 두통을 호소하거나, 평소의 두통과는 다른 양상의 두통이 느껴질 때는 뇌졸중이 아닌가 의심이 되니 서둘러 병원에 가야 한다.

　뇌졸중을 예방하기 위해서는 평소 생활습관이 중요하다. 가장 중요한 것은 혈압을 조절하는 것이며 이 밖의 위험 인자, 즉 당뇨병, 비만증, 고지혈증 등을 엄격히 치료해야 하고 금연은 물론이며 짜게 먹지 않는 식생활, 스트레스를 적당히 해소하는 여유 있는 삶과 정신, 과로를 피하는 것 등이 중요하다. 적당하고 적합한 운동을 꾸준히 하는 것도 혈압은 물론이고 뇌졸중을 피하는 좋은 방법 중의 하나이다.

06 스트레스가 부른 당뇨병

영국의 BBC 인터넷판이 보도한 바에 의하면, 스트레스와 당뇨병의 관계가 매우 깊다는 것을 알 수 있다. 이스라엘 연구팀은 미국의 의학 전문지 '심신의학(Psychosomatic Medicine)' 최신호에 발표한 연구 논문에서 중년의 남성 직장인 677명을 대상으로 실시한 조사 분석 결과, 직장 업무량과 스트레스가 너무 심해 탈진 상태에 이른 사람은 당뇨병에 걸릴 위험이 2배 높은 것으로 나타났다.

혈액 안에 있는 당분이 인슐린 분비의 부족이나 효과 감소로 인해 에너지로 사용되지 못하고 혈액 안에 남아 있게 되는 질병을 당뇨병이라고 한다.

당뇨병은 식생활의 서구화, 비만증, 운동 부족, 스트레스 등으로 발생한다. 당뇨병은 크게 인슐린 의존형과 인슐린 비의존형으로 구분할 수 있는데, 인슐린 의존형의 경우, 유전적인 요인과 자가면역 기전이 크게 작용하며, 인슐린 자체가 췌장의 베타 세포에서 정상적으로 분비되지 않아 생기게 된다. 주로 나이가 어린 연령에서 일으키는 것이 특징이다. 반면에 인슐린 비의존형은 성인한테서 주로 발생하며, 비만한 사람에게 많이 나타난다.

당뇨병의 전형적인 증상은 3대 증상으로 다뇨, 다음, 다식이 있으며 그 외에 체중 감소, 쇠약감 등을 호소할 수 있다. 인슐린 의존형 당뇨병에서는 체중의 감소가 아주 심하지만, 인슐린 비의존형 당뇨병에서는 약간의 체중 감소가 있을 뿐 흔히 비만한 채로 남아 있는 경우가 많다.

여성의 경우 당뇨로 인해 국부의 가려움증을 호소하는 경우가 흔한데, 환자들이 호소하는 증상 중에는 종아리의 경련이나 손가락 끝의 저림 등 비특이적인 것들도 있다. 일반적으로 경련은 흔히 밤에 심하고, 저림은 발 끝에는 잘 생기지 않는다.

당뇨병에 걸리면 운동요법을 하는데, 조깅, 수영, 테니스, 자전거타기, 에어로빅, 그냥 걷기 등이 있다. 운동을 할 때 주의할 점으로는, 저혈당 운동을 하다보면 근육에서 많은 양의 당을 사용하게 되고 이것은 저혈당의 증상으로 이어질 수 있다. 이러한 점을 막기 위해 일단 처음에는 운동하기 전에 혈당을 재보는 것이 좋다.

당뇨병에 걸렸을 때 주의할 점이 있다.

담배는 절대 피우지 않는다. 담배를 피우면 동맥경화증의 원인이 되어 혈액순환에 더욱 문제를 일으키게 된다. 맨발로 다니면 발에 쉽게 상처를 받기 쉬우므로 절대 맨발로 다니지 않도록 한다. 당뇨병 환자는 발에 감각이 둔해져 있어 화상을 입기 쉬우므로 항상 주의해야 한다. 발톱은 너무 깊숙이 깎지 말고 넉넉하게 기른 후 일자로 깎는다. 그래야 살로 파고들어 염증이 생기는 것을 막을 수 있다. 당뇨병 환자는 신경의 장애로 발에 땀이 잘 나지 않는다. 그러므로 저녁에 한 번씩 미지근한 물에 15분 정도 담가주고 다시 발을 잘 닦은 후 핸드크림을 발라주어서 피부가 갈라지지 않게 한다. 티눈이나 굳은살이 박히면 절대 손톱깎기와 같은 불결한 기구로 제거하면 안 되며 꼭 의사와 상의하여 치료한다. 신은 꼭 조이는 것이나 너무 굽이 높은 것을 신지 않는다. 쏙 사기 발에 잘 맞는 편안한 신을 신도록 한다. 그리고 신을 신기 전에 안에 이물질이 있는지 확인해야 한다. 매일 주의 깊게 발을 관찰하여 상처가 생기지 않았는지 확인하고, 혈액순환에 좋지 않은 꽉 조이는 벨트, 콜셋, 거들을 사용하지 않도록 한다.

당뇨병은 식이요법이 무엇보다 중요한데, 당뇨병 환자가 비교적 자유롭게 먹을 수 있는 식품으로는 기름기를 걷어낸 맑은 육수나 맑은 채소국, 당질 함량이 적은 채소, 해조류(김, 미역, 다시다), 음료수 중에는 홍차, 녹차, 토닉워터, 다이어트 콜라, 다이어트 사이다 등이 있다.

당뇨병에 걸리면 조심해야 할 음식이 있다. 단순 당질이 많은 음식인 사탕, 꿀, 잼, 케익, 젤리, 껌, 단 쿠키, 초콜릿, 엿, 초청, 과일류, 시럽, 양갱, 약과, 가당 요구르트, 과일 통조림, 약과와 지방 함량이 많은 육류인 갈비, 삼겹살, 햄, 참치통조림, 유부 등은 조심해야 한다.

잘 먹어서 생긴 대장암

대장암은 대표적인 서구형 질환으로 '잘 먹어서 생긴 암'이라고도 한다. 고지방, 고칼로리, 육식 위주의 식사, 인스턴트 식품 섭취가 늘어나면서 발생률이 급증하고 있다. 대장암은 식습관이 매우 중요하고, 예전에는 60대에서 많이 발생하던 것이 요즘 들어 젊은이들한테도 나타나고 있다.

맹장(충수를 포함해서)에서부터 직장까지를 대장이라고 하는데, 이 부위에서 발생한 악성종양을 대장암이라고 한다. 또 대장에서 직장을 제외한 부분을 결장이라고 하고 이 부분에 발생한 암을 결장암이라고 한다. 결장은 소장에 가까운 쪽에서부터 상행결장, 횡행결장, 하행결장, S상 결장으로 나누어지며, 가장 암의 발생 빈도가 높은 곳은 직장에 가까운 S상 결장이고, 다음으로 하행결장, 상행결장의 순서이다.

다른 암과 마찬가지로 대장암의 원인은 확실하지 않다. 다만 대장암과 관련 있어 보이는 몇 가지 요인에 대해서는 밝혀져 있다. 즉, 대장암의 발생에 영향을 미치는 것으로는 유전인자보다도 환경인자의 비중이 크다고 생각된다. 식생활의 급격한 서구화, 특히 동물성지방이나 단백질의 과다섭취가 원인인데, 5% 전후의 대장암은 유전적 소인에 의해 발생하기도 한다.

대장암에 걸리기 쉬운 위험인자로는 대장폴립에 걸린 경험이 있는 경우, 가족 중에 대장암에 걸린 사람이 있는 경우, 오랜 기간 동안 궤양성대장염에 시달리고 있는 경우, 고치기 어려운 치루에 걸린 경우가 있다.

대장암의 자가 증상은 대장의 어디에, 어느 정도의 암이 생기는가에 따라 달라진다. 혈변을 배설하거나, 변이 가늘어지거나, 자주 변을 보고 싶거나, 복통을 느끼거나, 설사와 변비를 반복하게 되는 등 배변에 관한 증상이 많으며, 이들은 에스결장이나 직장에 발생한 암에서 나타나는 증상이다. 그 중에서도 혈변의 빈도가 높은데, 암 중심에 궤양이 생겨 출혈이 때로는 구토와 같은 암에 의한 장폐색 증상이 나타나서 발견되거나, 대장암이 전이하여 생긴 폐나 간의 종괴가 먼저 발견되어 대장암임을 알게 되는 일도 있는데 이런 증상은 상당히 진행된 것이다.

대장암의 예방은 식생활의 조정이 중요하다. 서구화된 식단처럼 육류 및 동물성지방이 많은 음식을 섭취하면 대장암이 많이 생긴다. 그러나 동양권에서는 섬유질이 많은 채식을 하는 까닭에 비교적 서구보다는 적게 발생한다. 최근 우리 나라에서 대장암은 증가 추세인데 우리의 식생활로 어느 정도 예방이 가능한다. 조기대장암은 완치가 가능한 병이니 너무 걱정하지 않아도 된다. 가족력이 있으면 발생률이 높으니 가족들도 적어도 40세부터는 대장내시경 검사를 하도록 한다.

대장암을 이기는 음식은, 현미콩밥, 청국장, 버섯, 인삼, 도라지, 마늘, 미역, 포도, 김치, 들깨와 들깻잎, 배, 미나리, 녹차, 유산균, 다시마, 고구마(하루 반 개), 딸기, 생강, 시금치 등이 있다.

여성도 주의해야 할 방광암

　방광암은 남성비뇨생식기 계통의 종양암 중에서 가장 발병률이 높으며, 남성이 여성보다 4배가 더 발생하고, 50대에서 많이 발병하는 것으로 알려져 있다. 그런데 젊은 나이에 폐경이 된 여성들에게 방광암이 생길 위험이 높아지고 있는 것으로 나타났다.

　방광암은 방광 점막에 발생하는 암으로서, 비뇨기과에서 다루는 악성 질병 중에서도 가장 빈도가 높은 병이다.

　어린이들에게 발생하는 일은 드물고, 40세 이상인 사람에게 발생 빈도가 높으며, 특히 남성에게서 많다. 또한 치료에 의해 일단 나은 듯해도 재발이 잦은 것이 특징이다.

　원인 규명은 아직 확실하지 않으나 흡연자가 방광암에 걸릴 확률은 비흡연자의 2~3배라고 한다. 또 화학약품이나 도료를 취급하는 직업을 가진 사람의 경우도 발병률이 높다.

　증상을 살펴보면, 발열, 복통 등에 따르지 않는 무증후성이고, 또한 방치해 두어도 저절로 없어지는 혈뇨가 초발 증세이다. 혈뇨는 1회뿐인 경우도 있으나, 2~3회 만에 없어지는 수도 있다. 대개는 이 무증후성 혈뇨뿐이지만, 암이 발생한 부위에 따라서는 배뇨통, 하루의 배뇨 횟수가 많아지는 등 방광염 같은 증세를 수반할 수도 있다. 방치하면 혈뇨가 그치기 어려워지고, 전이를 일으키며, 생명이 위험해지기도 한다. 아닐린계의 염료를 다루는 직업에 종사하는 사람이나 담배를 많이 피우는 사람에게 발생률이 높다.

가벼운 운동은 치료 후 회복에 도움을 준다. 처음 한 달 정도는 아침, 저녁 일정하게 30분~1시간씩 가볍게 걷는 것이 좋다. 수영이나 자전거, 등산, 골프 등의 가벼운 운동을 그 다음 단계에서 할 수 있고, 3개월 이후에는 본인이 즐기던 어떤 운동도 할 수 있을 것이다. 단, 수술 후 항암제나 방사선치료 중인 경우에는 가벼운 산책 이외의 운동은 삼가하는 것이 좋다.

중요한 것은 충분한 열량과 단백질, 비타민 및 무기질 등을 공급할 수 있는 여러 음식을 골고루 섭취하여 면역기능을 높여야 한다.

방광암을 이기는 음식은, 현미콩밥, 청국장, 버섯, 인삼, 도라지, 마늘, 미역, 미나리 등이 있다.

평소의 식습관이 중요한 식도암

식도암은 소화기계에서 위암, 간암 다음으로 많이 발생하며, 보통 50~60세에 많이 걸린다. 여자보다는 남자에게 많이 나타나며, 서양사람보다는 우리 나라나 일본 등 동양사람들한테서 더 많이 발생하고 있다. 그리고 식도암 환자의 70~80%는 음주가라고 한다.

식도의 안쪽을 덮고 있는 점막은 편평상피라는 점막이기 때문에, 식도암은 편평상피암이라는 종류의 암이 많은데, 드물게는 선암이나 미분화암이 발생하기도 한다. 또한 식도 자체에 암이 발생하는 경우도 있는가 하면, 위의 입구인 분문이나 분문 근처의 위에 발생한 암이 식도에 침윤해서 식도암을 일으키는 경우도 있다.

식도염, 부식성 식도협착증, 식도경련(achalasia), 바렛 식도(Barrett's esophagus) 등 기존의 식도질환을 가지고 있는 사람들에게 더 많이 발생하며, 흡연, 술, 뜨거운 음식에 의한 자극 등 환경적인 요인들이 원인과 관계된다. 식도암이 발병하기 쉬운 연령은 60대, 그 다음으로 50대인데, 주로 남성에게 많이 발생된다.

증상을 보면, 초기단계는 삼킬 때 목구멍이 막히는 듯한 느낌 외에 흉골(가슴의 중앙에서 세로로 길게 만져지는 뼈) 뒤쪽의 통증, 흉통, 전신이 나른하고, 식욕이 없고, 가슴이 쓰리는 등의 증세가 있다. 초기의 경우에는 대개 이런 증세 중의 어떤 것이든 나타나는 것이 암이 진행되면 위의 증세들이 차츰 심해지고, 음식 따위를 삼키기가 괴롭다.

식도암은 흡연, 과음 등이 주된 위험 요소인데, 흡연과 과음을 하는 사람은 식도암에 걸릴 가능성이 높다.

술을 마시지 않는 것은 식도암뿐만 아니라 구강, 인후, 후두 부위의 암 가능성도 줄여준다. 금연을 함으로써 식도, 구강, 목, 후두, 방광, 췌장의 암에 걸릴 위험을 떨어뜨린다.

의사들은 식도암환자에게 금연하도록 지시하는데 이는 새로운 암이나 다른 문제, 예를 들어 기침, 가래 등의 문제를 줄이기 위한 것이다. 오랫동안 식도를 자극하는 질병 또한 위험요소인데, 식도위 역류증, 식도염증, 염산 혹은 강한 세척제를 삼킨 부식성 식도암 등은 식도 내벽을 계속 자극하며 손상시켜 암 발생 확률이 높다. 나쁜 영양상태도 식도암에 대한 위험인자이다.

식도암을 이기는 음식은, 현미콩밥, 청국장, 버섯, 인삼, 도라지, 마늘, 미역, 녹차, 커큐민, 딸기 등이 있다.

금연으로 예방할 수 있는 신장암 10

우리 몸의 양쪽 뒤편에 있는 장기로 피 속의 노폐물을 걸러서 소변을 만들어 내는 기능을 하는 주요 장기인 신장(콩팥)에 종양 세포가 생기는 것을 신장암이라고 한다.

흔히 걸리는 암은 아니지만, 50~60대의 비교적 나이 많은 남자에게 잘 생긴다. 유전적인 영향도 원인이지만, 담배가 제일 큰 원인이다.

초기에는 별로 증상이 없어서 진단이 늦는데, 증상이 나타날 정도면 이미 암이 상당히 커졌거나 다른 곳으로 퍼진 경우이다.

세 가지 증상이 나타나는데, 옆구리의 통증, 만져지는 혹 덩어리, 그리고 혈뇨(피오줌)이다. 그러나 이런 증상이 모두 나타날 정도라면 이미 병이 상당히 진행된 경우이다.

이 중에서 혈뇨는 일찍부터 나타날 수도 있지만 우리 눈에 바로 뜨일 정도로 새빨간 혈뇨는 드물다. 초기에는 소변 검사를 통해 적혈구를 확인할 수 있다. 그 밖의 일반적인 증상으로 열, 피로감, 체중 감소 등이 있을 수 있다.

치료를 하다 보면 메스꺼움(오심)은 암치료에 따른 흔한 부작용으로 항암화학요법이나 방사선치료, 심지어 암 자체로 인해 유발될 수 있다.

식사법에 따라 메스꺼움을 방지하거나 완화시킬 수 있는 방법이 있다.

첫째, 적은 양으로 자주(5~6회) 먹는다.

둘째, 메스꺼움이 가장 적을 때(주로 아침) 많은 양을 먹는다.

셋째, 달거나 기름지거나 향료가 많이 들어간, 혹은 튀긴 음식은 피한다.

넷째, 먹고 마실 때는 천천히 하시고, 쉽게 소화되게 완전히 씹어 먹는다.

다섯째, 야채는 날것 보다는 익혀 먹는다.

여섯째, 영양 유지를 위해 시판하는 영양 보조제를 사용한다.

일곱째, 냄새를 없애기 위해 약간 차게 먹는다.

여덟째, 음식을 장만할 때 냄새가 나지 않도록 주위 사람에게 도움을 구한다.

아홉째, 식사 전에 크래커 같은 마른 음식을 먼저 먹는다.

열째, 식사 후에 소파에 앉거나 눕지 말고 의자에 앉아 쉬도록 한다.

열한 번째, 에어로빅 등의 적당한 운동을 한다.

열두 번째, 만약 메스꺼움이 생기면 심호흡을 하시고 긴장을 풀고, 얼음 조각을 씹거나 향이 진하지 않은 이온음료를 먹는다.

신장암을 이기는 음식은, 현미콩밥, 청국장, 버섯, 인삼, 도라지, 마늘, 미역 등이 있다.

만성위염을 무시하면 생기는 위암

11

한국과 일본 등지에서 가장 많이 발생하는 질병으로, 서양에서는 과거 수십 년 동안 발생 빈도가 급격히 줄어들었다.

특히 한국 사람을 집중 공략하는 위암은 결국 한국 식단으로 예방해야 한다.

위암은 한국인에 발생되는 암의 1/4 정도로, 여자보다 남자에게 2배 많다. 최근 헬리코박터 파일로리라는 세균이 위암과 밀접한 관련이 있다고 보고되고 있으며 소금에 절이거나 훈제한 식품, 불에 태운 고기나 생선에 들어 있는 질소화합물이 중요한 발암인자로 작용한다. 그 외에도 만성 위축성 위염, 악성 빈혈 등이 위암 발생률이 더 높다.

초기에는 별다른 증상을 보이지 않으며 초기 증상으로 상복부 불쾌감, 상복부 동통 등이 있고, 식사 후 소화불량, 식후 팽만감, 식욕부진 등이 있다. 이러한 증상은 급·만성 위염이나 십이지장, 위궤양의 증세와 비슷하다. 따라서 상기 증상의 환자는 대수롭지 않게 소화불량 정도로 생각하고 소화제나 제산제를 장기 복용하면서 대증요법을 하게 되는 경우가 많아 결국 시기를 놓치게 되는 예가 많다.

위암이 더욱 진행되면 복부에 종괴가 만져지고 구토가 나며, 토혈과 하혈을 하게 되며 체중감소, 빈혈, 권태감 능 전신증상이 나타나게 된다. 위암은 초기에 발견하여 치료를 받는 것이 이상적인데, 방치하면 자꾸 발육해서 주위의 정상적인 조직에 장애를 줄 뿐만 아니라 혈액이나 림프액의 흐름을 타고 다른 장기로 전이한다. 그 결과 저단백혈증, 탈수 증세, 빈혈을 일으켜 전신 상태가 몹시 나빠지고, 간장이나 신장의 장애를 일으킨다. 진행암의 단계에서 발견하고도 방치하면 보통 1~2년 만에 사망하여, 젊을수록 그 속도가 빠르다.

예방은 식생활의 개선을 통하여 가능한다. 한국인의 식단을 짠 김치, 저린 음식, 뜨거운 음식, 불에 그을린 음식 등이 많은데 이러한 음식 섭취를 가급적 줄이고, 인삼, 우유 등을 많이 섭취하고 비타민A와 C가 풍부한 신선한 황록색 야채 및 과일을 많이 먹어 비타민의 섭취를 늘려야 한다.

대부분(75%) 암이 진행된 후에 증상이 나타나거나 증상이 없는 수가 많다. 호발 연령이 40대 이후에는 정기적인 위장검사를 통하여 조기발견을 해야 한다.

위암을 이기는 음식은, 현미콩밥, 청국장, 버섯, 인삼, 도라지, 마늘, 미역, 고추, 미나리, 홍삼, 마늘, 녹차, 양파, 양배추, 차기버섯 등이 있다.

자가 진단으로 막을 수 있는 유방암

유방암 환자는 해마다 꾸준히 늘어나고 있고 젊은 여성들한테서도 나타나고 있어서, 무엇보다 조기 진단과 정확한 검진이 중요하다.

유방에 생기는 악성 종양으로 서구 국가에서는 제일 많은 암이며, 우리 나라에서도 서구화된 식생활과 모유 수유의 감소 추세로 증가하고 있다.

모친이나 자매 중에 유방암에 걸린 사람이 있는 경우에는 유방암에 걸릴 위험성이 약간 높다. 칼로리가 높은 식사, 지방이 많은 식사를 자주하는 비만형의 여성이나 초경 전후의 젊은 여성, 폐경 연령이 늦은 여성, 자녀수가 적거나 없는 여성, 최초 출산 연령이 늦은 여성도 위험성이 높다.

암이라 하면 흔히 몸이 피곤해지거나 식욕이 없고 빈혈이 일어나는 등의 증세가 나타나는 것으로 생각하기 쉬우나, 유방암의 초기에는 이런 증세가 전혀 없다. 유방이나 응어리가 아픈 경우도 없다. 때문에 깨닫지 못하는 수가 많고, 어지간히 커진 응어리가 어느 날 갑자기 만져져 놀라는 수도 있다.

어느 정도 진행되면 피부가 붓기도 하고, 붉어지며, 궤양이 생긴다. 이런 상태가 되어도 전혀 아픈 경우가 없고 눌러도 아프지 않은 때가 많다.

유방암은 자가 진단법으로 예방할 수 있다. 월경이 끝난 후 1주일째 되는 날 샤워를 하면서 하는 것이 가장 좋으며 폐경기가 지난 사람은 매월 첫째 날에 한다.

① 샤워나 목욕하는 동안 피부가 물에 젖어 있을 때 양쪽 유방을 검사하고 비누를 칠할 때 다시 한 번 더 검사한다.

② 두 번째 단계를 거울 앞에 서서 양손을 머리 위로 올린 후 둔부 쪽으로 천천히 내리면서 젖가슴의 윤곽이나 움푹 들어간 곳, 혹은 밖으로 나온 곳 등을 관찰한다.

③ 어깨에 베개를 받치고 누워, 한 손을 같은 쪽의 머리 뒤로 올리고 다른 손으로 반대쪽 젖가슴을 바깥에서 안쪽으로 천천히 원을 그리면서 시계 방향으로 검사한다.

이상과 같은 방법으로 검사해서 응어리나 어떤 변화, 또는 피부의 두꺼워진 곳이 발견되면 즉시 의사와 상의하여야 한다. 또한 40세가 넘은 여성의 경우는 자가검진에서 특이한 이상을 발견하지 못하였더라도 매년 의사의 진찰을 받는 것이 중요하다.

유방암을 이기는 음식은, 현미콩밥, 청국장, 버섯, 인삼, 도라지, 마늘, 미역, 된장, 포도, 콩, 들깨와 들깻잎, 배, 녹차, 감초, 양파, 당근, 브로컬리, 생강, 부추 등이 있다.

13
건전한 성생활이 필수인
자궁경부암

성경험이 있거나 만 20세 이상의 여성은 1년에 한 번씩 자궁경부암 검사를 받아야 한다. 특히 폐경이 지나면 소홀해지는 경우가 있는데, 오히려 자궁경부암은 40~50개례 발생 빈도가 높으므로 더더욱 정기검진이 필요하다.

자궁은 중앙부가 비어 있고 두꺼운 근육층으로 된 기관으로 배자가 발생과 성장을 거쳐 출생에 이를 때까지 머무는 장소이며, 이곳에서 발생하는 암을 자궁암이라 하고 위치에 따라 자궁경부암, 자궁체부암, 자궁육종암 등이 있다.

우리 나라에서는 자궁경부암이 여성암 중 가장 흔한 암이며 매년 6,000명 정도의 새로운 환자가 발생한다.

자궁경부암은 성적 접촉에 의해 야기되는 질환으로 판명됐다. 원인인자로는 악성 인유두종 바이러스(HPV)가 확인됐다. 이와 함께 성접촉 상대가 많거나 첫 성접촉 연령이 낮은 경우, 배우자의 성접촉이 문란한 경우, 흡연을 하는 경우 등도 자궁경부암 발생위험을 높인다.

자궁 내 출혈을 들 수 있는데 성관계 시 혹은 부정출혈로 나타나며, 특히 폐경기 후의 이상출혈의 증상이 있을 때는 주의해야 한다. 이외에도 냄새가 많이 나는 대하, 동통 등을 들 수 있다.

자궁경부암이 진행되면 부정출혈의 빈도가 잦게 되고 양도 증가하게 되면서 악취가 점점 심하게 되며, 침윤성 경부암의 말기에 가서는 복통이나 하지통이 나타나는데 이는 암조직이 요관, 골반벽 또는 좌골신경을 침범함으로써 나타나는 것이다.

또한 방광이나 직장을 침범한 때에는 소변보기가 어려워지며 혈뇨 또는 혈변을 보게 된다.

자궁암 검사를 받으려면 검사 1~2일 전에는 질 세척을 하지 말아야 한다.(외음부 세척은 무방) 질 정이나 질 안에 삽입하는 피임제 등을 사용하지 말며, 생리기간 중에는 가급적 피하는 것이 좋고 생리 시작일부터 10~20일 사이에 받는 것이 좋다.

특히 다음에 해당되는 경우에는 자궁암 검사를 자주 받아야 한다.

1. 외음부에 사마귀를 앓았던 여성

2. 성병의 경험이 있었던 여성

3. 생리 이외의 부정출혈이 있는 여성

4. 성교 후에 이상출혈이 있는 여성

5. 흡연하는 여성

6. 장기간 경구용 피임제를 복용하는 여성

7. 면역 억제제 등의 치료를 하고 있는 여성

8. 자궁암 검사에서 이상이 나온 적이 있는 여성

자궁경부암을 이기는 음식은, 현미콩밥, 청국장, 버섯, 인삼, 도라지, 마늘, 미역, 미나리, 생강, 차가버섯 등이 있다.

햇볕 쬐면 예방할 수 있는 전립선암

14

미국 대통령선거 후보인 민주당 존 케리, 프랑스 미테랑 전 대통령, 중국의 작은 거인 등소평, 일본 천황 히로히토, 이 사람들의 공통점은 전립선암을 극복하거나 전립선암으로 유명을 달리한 정치인들이다.

전립선암의 경우 조기검진이 아주 중요하지만, 평소 생활 속에서 예방하는 노력을 해야 한다.

전립선의 주변부로부터 시작되는 악성 종양으로, 전립선암은 외선에서 발생하기 때문에 어느 정도 진행하지 않으면 배뇨 장애는 일어나지 않는다. 이 암은 전립선 비대증과는 달리 전립선의 이행부가 주로 비대해지는 악성 종양이다.

이 병은 인종이나 종족, 또는 가계의 유전적인 요인에 따라 차이가 있으며 환경적인 면이 크게 관련이 있다. 특히 음식류(육류, 고지방음식)가 영향이 많은 것으로 추정된다. 이 외에도 고령화에 따라 여성 호르몬의 분비가 적어지고 성호르몬의 불균형이 일어나기 때문이라는 학계 발표가 있다.

이 병에 걸리면 초기에는 통증이나 그 밖의 다른 증상이 아무것도 없고, 혈뇨도 나오지 않고 아무 증상도 없는 것이 특징이라고 말할 수 있을 정도이다. 그러나 암이 상당히 진행되었거나, 또는 전립선비대증이 동반된 경우에는 배뇨 곤란, 빈뇨, 혈뇨, 배뇨 시 통증, 배뇨 시 약한 오줌줄기 등의 증상이 있다. 또한 기타 장기, 특히 골반 뼈나 척추뼈에 전이가 될 경우에는 심한 골 통증이 나타나며, 심한 경우 하반신마비 등이 동반될 수 있다.

가장 중요한 것은 조기 발견이다. 특히 50세 남성은 종합검진 때 직장촉진검사와 PSA 검사는 필수이다. 고지방 음식이 전립선암의 주원인이므로 지방식은 줄이고 녹차와 두부를 비롯한 콩식품, 채소, 과일 섭취를 늘리도록 하는 것이 좋겠다.

전립선암을 이기는 음식은, 현미콩밥, 청국장, 버섯, 인삼, 도라지, 마늘, 미역, 된장, 포도, 콩, 감초, 양파 등이 있다.

육류를 피해야 하는 직장암

붉은 육류를 먹는 사람이 직장암에 걸릴 확률이 높다는 사실이 통계학적으로 검증되었다. 스웨덴 카로린스가 연구소의 수산나 라르손과 월크 박사의 연구에 의하면 붉은 육류를 많이 섭취한 사람은 직장암에 거릴 가능성이 28% 증가했다.

직장에 발생하는 암으로 대부분은 선종이라는 폴립상의 양성종양이 암으로 바뀐 것이다.

지방, 육류, 알콜 섭취가 원인 제공자이고, 식이섬유, 야채 섭취, 비타민C, 비타민A 등이 예방에 도움이 된다. 우리 나라에서도 고지질성 및 고단백성의 서구화된 식단이 발생 빈도를 높이고 있다.

식생활의 조정이 매우 중요한데, 서구의 식단과 같이 육류 및 동물성 지방이 많은 음식을 섭취하면 직장암이 많이 생긴다고 알려져 있다. 그러나 우리 나라와 같은 동양권에서는 섬유질이 많은 채식을 하는 까닭에 비교적 결장, 직장암이 서구보다는 적게 발생한다. 최근에 우리 나라에서 결장, 직장암은 증가하는 추세인데 우리의 식생활이 서구화되어 가고 있는 것과 관련된다.

직장암을 이기는 음식으로는, 현미콩밥, 청국장, 버섯, 인삼, 도라지, 마늘, 미역, 양배추 등이 있다.

16
예후가 나쁜 췌장암

　췌장에 발생하는 종양으로 일반적으로는 췌장에서 기원하는 선암을 지칭하며 전체 췌장암 발생의 약 90% 이상을 차지한다. 이러한 췌장암은 인구 10만 명 당 약 10명에서 발생 하며 여자보다는 남자에서 60대 이후에 발생하고, 진단 후 평균 생존기간이 4~8개월 밖에 되지 않는 아주 나쁜 암이다.

　생활 양식, 환경, 식생활, 기호 등의 변화, 특히 흡연, 음주, 당뇨 및 만성 췌장염, 육식 등과 밀접한 관계가 있다.

　췌장암의 3대 증상은 복통, 체중 감소, 황달인데, 암이 발생한 부위에 따라서 나타나는 방식이 다르다.

　암이 췌장의 두부에 발생한 경우에는 황달이 나타나는 수가 많고, 체부, 미부에 발생한 경우에는 복통이나 체중 감소가 두드러진다. 공통되는 증세로는 식욕 부진, 전신 권태감, 헛구역, 구토, 설사, 변비 따위의 변통 이상 등이 있다.

　췌장암의 증상은 이처럼 다른 소화기 질병의 증세와 구별이 안 되는 것이 대부분인데, 복통에 다소 특징이 있다. 즉, 반듯하게 누우면 아픔이 심해지고, 앉아서 무릎을 꿇어앉은 자세를 취하면 아픔이 덜해서 편해진다.

현재까지 췌장암의 원인에 대한 연구에 의하면 담배를 피우지 말고 가능성 있는 화학물질에 대한 노출을 피하며 콜레스테롤 또는 육류 지방 섭취를 줄이고 지방을 올리브유나 생선류 등에서 보충하면 췌장암의 발생을 줄일 수 있다.

또한 고령(60세 이상), 남자, 흡연, 만성 췌장염, 비용종성 대장암 증후군까지 5가지가 확실한 위험 인자로 밝혀졌다.

췌장암을 이기는 음식으로는, 현미콩밥, 청국장, 버섯, 인삼, 도라지, 마늘, 미역 등이 있다.

17 암보다 무서운 합병증 폐렴

감기가 심해지면 폐렴에 걸릴 수 있다는 생각에 심각하게 생각하지 않는 질병이지만 통계청이 발표한 자료를 보면, 2005년 국내 폐렴 사망자는 총 4천 186명으로 통계 작성 이후 최다 기록을 경신했다고 한다. 특히 폐렴은 질병 자체가 수많은 다른 질환의 합병증으로 나타나기 때문에 주의해야 한다.

폐렴은 폐 조직에 생기는 염증성 질환을 말하며, 세균, 바이러스, 곰팡이, 기생충 등 다양한 원인에 의해 발병된다. 이 중 가장 흔한 것은 세균성과 바이러스성 폐렴이다.

폐렴은 세균과 바이러스 등 급성의 감염성 병원균성에 의해 발생하는 경우가 대부분이며, 그 외 곰팡이, 기생충 등에도 발병된다. 기타 알레르기가 폐렴의 원인이 되는 수도 있고, 가루약 등을 잘못 복용하여 흡인성 폐렴이 생기기도 한다. 우리가 숨쉬는 공기에는 폐렴을 일으킬 수 있는 물질이 많이 들어 있지만 그런 물질이 폐에 들어온다고 해서 모두 폐렴이 생기는 것은 아니다.

폐에는 그런 물질을 밖으로 내보내고 병을 일으키지 못하게 처리하여 병에 걸리지 않게 방어하는 능력이 있는데 그런 방어력이 떨어진 사람에서 폐렴이 잘 걸린다. 어린아이와 노인은 폐의 방어력이 떨어져 있어 폐렴에 잘 걸리지만 건강한 젊은 사람은 폐렴에 걸리는 일은 그리 흔하지는 않다.

폐렴에 걸리면 발열과 함께 기침, 가래, 흉통, 호흡 곤란 등의 증상이 있다. 일반적으로 폐렴환자의 80% 정도는 열을 동반하며 대부분 호흡수가 분당 20회를 초과하게 된다. 열이 높을 때에는 얼굴이 붉어지고 숨결도 거칠어지며 흉통을 느끼는 경우도 있다. 또한 폐에서 원활한 산소 공급이 이루어지지 않아 몽롱해지며 입술이 보랏빛으로 변하는 경우도 있다.

폐렴 환자는 X-선 촬영 검사와 미생물 검사 등으로 진단과 치료에 필요한 자료들을 얻게 된다.

1. 발열, 통증, 호흡 곤란이 최소한 48시간 동안 나타나지 않을 때까지 자리에 누워 휴식을 취하도록 한다.

2. 특이한 식이요법은 없으나 영양식과 음료를 지속적으로 섭취해야 한다.

3. 매시간마다 1잔의 음료를 마시도록 한다. 이것은 기침할 때 폐분비물이 쉽게 배출될 수 있게 도와준다.

폐렴에 좋은 음식으로는, 배즙, 모과, 귤, 매실, 무, 은행 등이 있다.

18
흡연이 불러온 폐암

　2000년 이후 미국에 이어 우리 나라에서도 위암을 제치고 1위를 차지한 폐암은 무섭게 위협하고 있다. 폐암의 원인은 여러 가지가 있으나 결정적인 원인은 장기간의 흡연이다.

　폐암은 비정상적인 세포인 암세포가 빠른 속도로 증식함으로써 발생한다. 주로 한쪽 폐로부터 시작하여 임파절, 그리고 폐내의 다른 조직들로 전이되고, 결국은 양쪽 폐 모두로 확산되는데, 임파절이나 혈액을 통하여 몸 전체로도 확산될 수 있다. 폐암이 잘 전이되는 장기로는 뼈, 뇌, 간, 부신, 신장, 심장 등이 있다.

　담배와 폐암이 깊은 관계에 있다는 것은 갖가지 조사에서 확인된 사실인데, 하루의 끽연 개수가 많은 사람일수록 폐암에 걸리기 쉽다는 것이 판명됐다.

　또한 대기 오염이나 직업 오염(먼지나 티끌이 많은 직장에서 오래 일하여 기도의 자극을 계속해서 받는 것)등도 폐암 발생과 관계있다. 직업병의 하나인 진폐에 걸리면 폐암이 되기 쉬운 것이 이를 말해 주고 있다. 그 외에도 공기오염, 방사선 노출, 비타민A 결핍증, 규폐증을 들 수 있으나 폐암 환자의 90% 이상이 현재 흡연을 하고 있거나 과거에 흡연을 했던 사람이다.

초기에는 특별한 증상이 없고 감기 정도로 생각하기 쉬우며 보통 담배를 피우는 사람은 평상시에도 기침과 가래가 있는 경우가 많기 때문에 대단치 않게 여기게 된다. 가래에 피가 섞여 나오거나 각혈을 하는 경우는 비교적 빠른 시기에 암을 발견할 수 있다.

암이 많이 진행되면 폐의 기관지를 막게 되어 무기폐가 생기거나 폐렴을 동반하게 되며 전이를 일으킬 경우에는 늑막에 물이 고이며 숨이 찬다.

폐암은 흉부 방사선 촬영에서 검진되는 수가 많으며, 중년 이상의 흡연자에게서 기침이 나고 가래가 많아지거나, 피가 섞여 나오는 경우, 감기 증상이 2주 이상 지속되거나, 이유없이 장기간 목이 쉬는 등의 증세를 보인다.

담배를 피우지 말 것이며 신선한 공기를 마시도록 하고 적어도 1년에 한 번은 정기적으로 흉부촬영을 하도록 한다. 육류 등의 동물성 음식은 피하고, 야채나 과일 등의 식물성 식품의 섭취를 주로 하는 것이 좋다.

또한 튀김 요리는 되도록 피하고, 저지방식으로 대치하며, 식물성 지방을 섭취하는 것이 좋다. 육류는 가급적이면 소량을 섭취하며, 콩, 수산물, 가감육류 등으로 대치한다.

폐암을 이기는 음식으로는, 현미콩밥, 청국장, 인삼, 도라지, 마늘, 미역, 녹황색 채소(깻잎, 양배우, 상치, 갓, 브로콜리, 미나리, 부추, 시금치, 당근), 된장, 포도, 녹차, 고구마(하루 반 개), 케일, 차가버섯 등이 있다.

2장

자연의학의 재발견

늘그막의 질병은 모두가 젊었을 때 불러들인 것이요. 쇠퇴한 후의 재
앙은 모두가 번성했을 때에 지은 것이다. 그러므로 성하고 가득 찬 것
을 지니고 누릴 때 더욱 조심해야 한다.

－노자

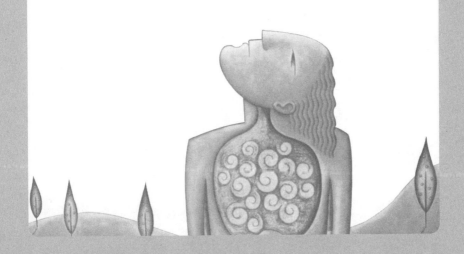

자연치유의 메커니즘

자연의학에서는 만성병을 근본적으로 치유한다는 현상의 본질은 자연치유이기 때문에 만성병과 전혀 무관한 신체를 얻기 위해서는 자연치유력을 증강시키면 된다.

- 정신적으로 유연한 상태에 있을 것
- 충분한 신체 활동을 할 것
- 올바른 식사를 취할 것

다음과 같은 음식물을 섭취하면 건강한 몸을 유지하고 만성병이 유발되지 않는다.

① 인간 본연에 맞는 곡식, 물과 채식을 해야 한다. 즉, 가장 중요한 것은 단백질이 아니고, 탄수화물이기 때문이다.

② 지나친 육식은 암을 많이 유발한다.

③ 동물성 지방은 물론이고 단백질은 모두가 나쁜 것이다.

단백질을 만드는 아미노산은 우리 몸 속에서 아민, 유화수소, 암모니아, 페놀, 유해부패산물로 분해되는데 이 유해물질의 원료가 아미노산이다.

건강한 몸은 곡식, 채식에서 탄수화물을 얻는 데서 비롯된다. 탄수화물이 섭취되면 단백질, 지방을 얼마든지 몸 안에서 만들어진다. 예를 들면 소, 코끼리 등 초식동물은 탄수화물만 섭취해 장에서 단백질과 지방으로 변화시킬 수 있기 때문이다.

곡물이 건강에 중요한 의미를 갖는 것은 배아가 있기 때문이다.

배아 부분에 생명체가 필요로 하는 모든 비타민, 미네랄, 효소 등이 함유되어 있으며 최근에 대두된 음식물 섬유(Diatary Fiber) 및 VitB17(살구 종자에서 추출한 아미그달린)이 있으나 이것도 배아 성분의 일부이므로 정백 등 배아 제거를 해서는 안 된다.

음식물 섬유는 식물의 골격이다. 아직도 섬유 섭취가 장벽에 붙은 노폐물을 걸러내는 정도의 역할로 알고 있다. 음식물 섬유의 본질적인 활동 중 하나가 장내 세균의 번식에 기여하고 있음을 알아야 한다.

동물체의 골격은 칼슘과 인이 형성한 것이고 식물체의 골격은 규소이다. 따라서 음식물의 규소가 동물체의 경조직을 형성하고 있다. 실제로 규소가 칼슘으로 변한다는 예로, 칼슘이 거의 안 들어 있는 운모, 보리볏짚을 닭에게 주면 껍질이 두꺼운 달걀을 낳는다.

혈액이 생성되는 장의 활동을 정상적으로 하기 위해서는 장내 세포층을 양질의 상태로 전환함이 좋은데 발효식품 등 올바른 음식을 선택해 양질의 혈액을 그 상태를 오래 간직하게 하는 것이다.

생화학적으로 수없이 많은 효소가 있음을 증명하고 있지만 효소의 실체는 하나다. 하나의 실체가 여러 형태로 변해 활동을 보여 주고 있는 것이다.

세포에서 행해지는 호흡이 참된 호흡이고 내호흡이며 폐까지 공기 호흡하는 외호흡은 내호흡을 원활하게 하기 위한 보조운동이다. 세포

호흡은 호흡효소의 활동이 있어야 자연스럽게 이루어진다.

공해물질은 이 호흡효소를 저해하는 요소들이다. 여기서 공해물질이란, 화학약제와 음식물과 함께 몸 안에서 합성된 부자연스러운 화학물질 모두를 말한다.

호흡이란 유기물을 분해해 보다 차원 낮은 물질로 변화시키는 기능이다.(탄수화물 → 포도당 → 물, 탄산가스).

물은 오줌으로 배설되고, 탄소는 호흡기를 통해 기체를 몸 밖으로 배출되는 전 과정이 호흡이다.

발효는 호흡이 도중에 끝나는 것, 즉 유기물의 분해가 도중 하차됨으로써 에너지가 적어진다.

암세포의 경우는 정상호흡이 아니고 발효라는 점이다. 도중까지만 분해 과정이 진행되므로 호흡효소가 공해물질 등에 의해 고통을 당해 에너지 효율이 나빠진 상태라도 점차 증식을 계속한다. 즉, 병변세포가 탄생한 것이 암세포이다. 물론 부패산물로 장벽에 흡수되어 호흡효소를 저해하고 공해물질과 똑같은 활동을 하게 된다.

02 자연치유력의 실체

1. 프레머 학설

프로파진이라는 효소계는 혈액 속에서 발견했는데, 비특이적이고 무엇에도 작용하는 성질을 가지고 있다. 이 프로파진계의 활동은 생체를 방위하는 힘의 총본산으로 자연의학자가 자연치유력으로 호칭해온 현상의 실체 중의 하나이다.

어떤 효소도 그것을 활성화시키기 위해 필요한 이온이 있는데 프로파진계효소에 mg, Cu이온이 필요하다. mg는 들풀, 자연농법 야채에 많고, Cu는 작은 어패류 특히 조개에 많다.

2. 앙드레 보잔 학설

흙 속에 함유된 미네랄의 붕괴가 식물 속의 균형을 파괴시켜 그 식물을 식량으로 하는 동물체에 건강 장애가 온다.

젖소에서 목초의 미네랄 균형이 붕괴되면 소의 혈액에 미네랄이 붕괴되고 우유의 미네랄이 붕괴된다.

즉, 이 학설은 K비료 같은 농약에서 mg이 빠져나가 발암으로 연결되는 설이다.

3. 모리시타의 혁신 혈액 이론

만성병이란 음식물, 소화, 혈액의 이상에서 오는 전신의 실조, 즉 인간 본래의 식성에 반하는 음식물 섭취로 부패산물이 자가 생산되고 동시에 병적인 독소가 만들어진다.

정백하지 않은 잡곡을 주식으로 들풀, 해조류, 발효식품과 야채 중심의 부식을 섭취해 혈액을 깨끗이 한다면 소염, 소암이 되는 것이다.

만성병에는 간장병, 심장병, 고혈압, 심근경색, 당뇨병, 류머티즘, 신경통, 자율신경 실조증 등 수없이 많은 만성병 질환이 있다.

현대의학은 각기 발생의 구조가 있다는 입장을 취하고 있다. 일시적으로 억제시키는 테크닉은 있지만, 만성병을 더욱 더 고치기 어렵게 만들어 수명을 단축시키는 것이 사실이다.

자연의학 측면에서는 만성병의 종류는 다양하지만 대체적으로 보면 하나로 통한다. 결론적으로 질병의 원인은 잘못된 음식물 섭취이다.

만성병의 근원을 아미노산에서 풀면 육식무용론이 된다.

※ 자연식이요법 원칙

① 현미식에 팥, 검은콩, 좁쌀 등을 혼합

② 1일 2식

③ 1물 전체식(생명 있는 전체를 먹는다)

④ 조미료는 자연소금, 자연의 간장, 된장, 참기름을 사용한다.

⑤ 물은 반드시 미네랄 수 또는 공해 없는 약수나 우물물을 사용한다.

⑥ 피해야 할 음식물로는, 백미, 백설탕, 화학조미료, 정제된 소금, 화학첨가물이 포함된 음식물, 동물성 단백질 등이다.

227

※ 자연의식(醫食)과 자연치유요법

현미, 채식, 식사 패턴에서 건강강화식품, 약초차 섭취까지 모두 합친 것이 자연의식이고 이것으로 병을 고치거나 건강 증진을 도모하는 것이 자연치유요법이다.

≪ 서양의학과 자연의학의 비교 ≫

서양의학	자연의학
● 병원체가 존재, 외부로부터 침입(바이러스 등)혈액세포와 체세포간 벽이 있다.	● 병원체가 존재하지 않는다. 체세포가 다른 생명체를 만든다. 혈액세포와 체세포 간에 벽이 없다는 개념
● 음식물은 영양으로 체세포를 키우는 종속관계(연료) 음식물과 혈구는 별개이다.	● 음식과 몸은 하나다(음식물→혈액→체세포는 완전 하나의 선이다)
● 이상이 된 세포 내에 virus 등이 몸 밖에서 들어와 발병한다. 체세포가 증식하여 분열되고 번식한다 (전염병).	● virus 등이 외부 침입이 아니고 이상화된 체세포에서 자연발생 혈액에 염증이 생기면 원인이 혈액 이상에 의한 것이고 그 소재가 되는 음식에 이상(전염병×)
● 병원체론 : 병원체가 체내로 침입하여 발병	● 체질론(자연치유력) 만성병은 체질상태에 따라 자연발생 따라서 자연의식으로 체질 개선
● 육식권장론	● 육식무용론
● 생물과 무생물을 절대적으로 구분	● 동양사상은 생물, 무생물을 우주공동체의 부분으로 생각
● 인간과 자연의 생명을 일시적으로 살림	● 암 종양까지도 생명공동체로 인정, 종양 스스로가 체외로 물러나게 하거나 정상세포로 돌아가게 한다.
● 항암제 투여는 종양은 물론 신체 모든 기관들을 파괴하고 후유증도 일으킴	● 무생물(화학요법)이 아닌 생물에 의해 완벽하게 건강한 생명체로 만든다.
● 화학약품은 설사를 멈추게 해(지사제사용), 이는 대장을 병들게 함	● 동양의학은 상한 음식이 대장 내에 들어왔기 때문에 설사를 계속하게 해 부패 찌꺼기가 신체 밖으로 나감 (독소를 자연적으로 체외로 빠져나가게 하고 부황, 침구, 지압, 한약, 식이요법, 운동 등으로 대칭기능을 한 단계 올림)

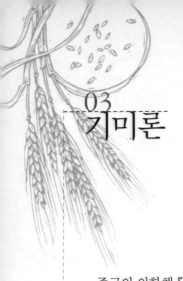

03 기미론

중국의 의학책 『본경』에서 "약세는 신맛, 짠맛, 단맛, 쓴맛, 매운맛의 다섯 가지 맛[五味]가 있고 차가움, 뜨거움, 따뜻함, 서늘함의 네 가지 기운[四氣] 및 유독무독이 있다."라고 서술되어 약성의 기준으로 중시되었다.

기미에 대해서는 4기는 하늘로부터 받고 5미는 땅으로부터 받는 성질이고, 그것을 병을 치료하는데 관련시키는 것은 사람의 몸은 소천지라는 사상 때문이며 "차가움을 치료하는 데는 더운 약을 사용하고, 더운 것을 치료하는 데는 차가운 약을 사용한다"는 것이 기본적인 개념이다.

1. 4기(四氣)

4기란 음양에 입각한 약성의 분류 체계로 인체에 영향을 미치는 생리활동도를 대별하여 4가지로 표현한 것이다. 4기란 4계절을 상징적으로 표현한 것이다.

첫째, 차가운 것은 그 약물이 인체에 들어가서 차가운 작용을 하기 때문에 열과 화를 내리고 염증을 제거하고 마음을 진정시키며 피를 멎게 한다. 찬 것은 삼라만상을 침전시키면서 갈무리하는 겨울의 기운을 받은 것이다. 따라서 주로 병리현상을 억제하고 공격하는 작용을 한다.

약물의 종류 : 웅담, 땅강아지, 바퀴, 영양각, 서각, 매미껍질, 문합(모시
　　　　　　　조개), 지렁이, 석결명(말전복의 껍질), 진주 등이 있다.

　둘째, 서늘한 것은 가을에 해당하며 만물이 수렴하는 기운을 받는 것
이다. 차가운 것보다 열과 화를 내리는 작용이 미약하지만, 피부의 열이
나 번열을 내리고 지혈시킨다.

약물의 종류 : 모려(굴의 껍질), 천산갑, 망충(등에), 용골, 구판, 별갑, 잠
　　　　　　　자리 등이 있다.

　셋째, 따뜻한 것은 봄기운에 해당하며 만물이 소생하는 기운을 받아
발육하는 작용이 있다. 그 작용은 혈액을 원활하게 순환시키면서 기를
북돋아 강장시키고 인체를 보양한다. 그리고 약물의 성질을 완화시키
며 체온을 상승시킨다.

약물의 종류 : 사향, 두꺼비, 누에의 똥, 백화사, 호골, 지네, 녹용, 녹각,
　　　　　　　합개, 자하거, 해마, 해표초가 있다.

　넷째, 뜨거운 것은 성장력이 왕성하고 번창하는 기운을 받은 것으로
여름에 해당한다. 따라서 열을 발생시키고 흥분시키며 강력한 자극을
주는 것이 특징이다.

약물의 종류 : 강한 성질 : 해구신, 고라니
　　　　　　　평한 성질 : 닭의 모래주머니의 내막, 거머리, 와룡자(꼬막
　　　　　　　　　　　　조개), 백강잠, 전갈, 아교, 상표초 등이 있다.

2. 5미(五味)

약물이 가지고 있는 신맛, 쓴맛, 단맛, 매운맛, 짠맛의 5종류의 맛[味]으로 각 약물의 약미는 오장육부의 유기적 상관성 속에서 치유와 예방적 효과를 효율적으로 가져온다. 5미가 만약 부족하거나 과하게 되면 관련 장기가 영향을 받게 되어 오장과 관련되어진 각종 증상이 나타나고 심하면 고질적인 질병이 발생한다.

5미의 피해는 오행의 개념에서 출발한 견제의 의미인 상극(제약, 저지의 의미)을 이해하여야 한다.

상극의 순서는 木은 土를 극하고, 土는 水를 극하고, 水는 火를 극하고, 火는 金을 극하고, 金은 木을 극하는 것으로 되어 있다.

이것을 5미와 관련시키게 되면 신맛(木)은 비장(土)을 상하고, 매운맛(金)은 간장(木)을 상하고, 짠맛(水)은 심장(火)을 상하게 된다. 또한, 맵고 단맛은 양에 속하고 시고 쓰고 짠맛은 음에 해당한다.

첫째, 신맛은 인체의 세포를 수축시키고 체액을 만들어 내는 작용을 한다. 따라서 기침을 멎게 하고 유정을 치료하며 소변을 자주 보는 것과 설사와 땀을 멎게 한다.

신맛은 간과 담(쓸개)에 연관이 되며 지나치게 많이 먹게 되면 비장(지라)과 위장에 영향을 끼쳐 위액 분비가 과다하거나 소화 기능을 촉진시켜 소화기계에 탈이나 위궤양이나 십이지장궤양을 초래하게 되고 피부도 거칠어지고 입술이 말려들게 된다.

근육에 병이 있을 때 과용하면 근육이 수축하면서 경련이 더욱 심해지기도 한다.

약물의 종류 : 까마귀, 달팽이, 로열 젤리, 비둘기, 오징어, 좀 등이다.

둘째, 쓴맛은 인체에 들어가서 생체의 대사물질을 침정시키고 열을 식히며 기운을 아래로 내려 설사를 하게 한다.

쓴맛은 심장, 소장과 관련이 되며 지나치게 많이 먹게 되면 폐와 대장에 영향을 끼쳐 피부가 까칠까칠해지고 체모가 빠지게 된다.

약물의 종류 : 말고기, 웅담, 우황 등이 있다.

셋째, 단맛은 인체에 들어가서 근육을 이완시키고 피로를 회복시켜준다.

따라서 양기를 돋우고 진액을 보충시켜 갈증을 멎게 하며 해독한다. 또한 단맛은 기력을 향상시키고 소화 능력을 강화시킨다. 단맛은 비장(지라, 췌장), 위장과 관련되며 지나치게 많이 먹으면 신장, 방광에 영향을 끼쳐 당뇨병에 걸리기 쉽다.

그리고 헐떡거리며 숨이 차고, 피부색이 검어지고 머리카락이 빠지거나 이가 빠지게 된다.

약물의 종류 : 갈치, 개구리, 거위, 고동, 꿀, 낙지, 너구리, 노루, 농어, 달걀, 닭고기, 도미, 돼지고기, 메기, 미꾸라지, 병어, 복어, 붕어, 사슴, 상어, 소라, 송어, 소고기 등이 있다.

넷째, 매운맛은 열을 돕고 땀구멍을 열며 기운을 상승시켜서 발산시킨다. 폐, 대장과 관련이 되어 폐의 기를 돕고 기의 순환을 활발히 한다. 지나치게 많이 먹게 되면 간이나 담의 효소 분비를 촉진하여 기능에 영향을 주어 근육이나 동맥이 늘어져서 근육이 오므라들고 손발톱이 자라지 않는다.

약물의 종류 : 노새고기, 두꺼비, 매, 메뚜기, 사향, 지네 등이 있다.

　다섯째, 짠맛은 딱딱한 것을 부드럽게 하며 응결시키고 아래로 가라앉게 한다. 신장 방광과 관련이 되며, 지나치게 많이 먹으면 심장 기능에 영향을 주게 되어 안색에 광택이 없어지고 목이 건조하여 목이 마른 병이 생긴다.

약물의 종류 : 게, 굴, 굼벵이, 대구, 도롱뇽, 도마뱀, 돌고래, 두더지, 두
　　　　　　　루미, 딱정벌레, 땅강아지, 매미, 명태, 박쥐, 번데기, 불가
　　　　　　　사리, 성게, 전복, 지렁이, 해삼, 해파리 등이 있다.

자연의학의 대표 유황오리

04

가. 유황오리의 효과

① 몸 안에 쌓인 온갖 유해 독을 풀어준다.

몸에 쌓인 술, 담배의 독, 공해 독 등이 해소된다.

② 몸에 활력이 생긴다.

유황의 양의 기운과 오리의 음의 기운이 잘 조화되어 보양 효과가 있다.

③ 항생제와 소염제 역할을 한다.

소금과 염분이 강해 소염 작용을 하여 늑막염, 골수염 등의 염증 치료, 부인병, 암 치료에 더욱 효과적이다.

④ 성인병을 예방할 수 있다.

불포화지방으로 콜레스테롤을 억제하여 혈액순환을 돕는다.

나. 오리의 성분

오리는 신라와 고려시대에 길렀거나 임금께 진상했다는 기록이 있으며, 이집트에서는 기원전 2500~3500년경의 조각과 그림에 오리 잡는 장면이 나온다. 이렇게 오래 전부터 사육되어 온 집오리에게 유황을 먹여 키운 특수한 요리를 유황오리라고 하며 실용화되고 약용으로 이용화된 것은 인산 김일훈 선생이 소개하며 시작되었다.

오리는 약알칼리성이며 성질은 차갑고 맛은 짜다. 오리 기름은 인체에 소화가 잘 되는 수용성이다. 또한 불포화 지방으로 인체에 필요한 지방산인 리놀산과 리놀레인산을 함유하여 콜레스테롤 형성을 억제하고 혈액 순환을 원활히 하기 때문에 동맥경화나 고혈압에 좋다. 불포화 지방산이 소, 돼지, 닭고기보다 월등히 높고 필수 아미노산과 각종 비타민이 풍부하다. 단백질은 쌀밥의 6배, 대두의 1.4배, 비타민은 닭고기의 3.5배나 된다. 특히 비타민 C, B₁, B₂ 등의 함량이 높아 지구력을 향상시키고 집중력 저하를 막는 한편 만성피로를 몰아내는 효과가 있다.

칼슘, 인, 철, 칼륨 등도 많이 들어 있어 중요한 광물질 공급원이다.

다. 유황과 오리의 조화

오리는 음성인 물의 정기[水]를 타고난 동물이다.

유황은 화석의 정기를 받고 결정된 물질로 영어로는 sulfur이며 화학기호는 S이다. sulfur 또는 sulphur라는 말의 어원은 산스크리트어 sulvere로부터 유래된 라틴어 Sulphurium인데 '불의 근원'이라는 뜻이다.

따라서 유황은 불[火]의 상징인 뜨거움, 활활 타오르는 폭발성, 휘발성, 확장성을 내포하고 있으며 화약이나 성냥의 원료로 쓰이고 화학적으로 산성인 토양을 중화시키거나 바닷물의 적조 현상을 없애는데도 쓰인다.

이처럼 오리와 유황은 물과 불의 성질을 갖고 있어 음양오행의 법칙으로 극과 극인 남과 여가 만나 새 생명을 탄생시키듯 상극, 상생을 이루어 새로운 것을 탄생시키는 신비로운 것이라 할 수 있다.

라. 해독의 비밀

유황오리는 체내에 유입되는 중금속, 화공독, 유해물질과 가성소다나 염산 같은 독극물을 먹어도 살아남는 신비한 효능이 있음이 밝혀졌다.

오리의 뇌수에서 유황 아미노산 단백질인 메탈로티오네인과 글루타티온 등이 다량 분비되는데 이 물질들은 혈액은 통해서 운반되는 것이 아니라 직접 합성된다.

오리가 유황을 자꾸 먹게 될수록 오리의 뇌수에서는 더욱 더 많은 이 해독물질이 분비되는데 사람이 먹게 되면 몸 속의 독을 중화시켜 독성이 뼈와 혈액에 침투되지 않도록 오줌이나 땀으로 신속히 배설될 수 있게 도와준다.

유황 아미노산은 세포막 계통을 손상시켜 각종 암을 발생시키는 활성 산소를 제거해 주고 체내의 세포를 재생시켜 준다.

마. 유황 먹이는 방법

가루 유황을 고운 체로 쳐서 먹이에 골고를 섞어준다. 2~3개월 자란 뒤부터 조금씩 먹이되 피똥을 싸면 약간 줄인다. 1일 3~4g이 적당하며 1년 이상 된 오리가 좋다.

바. 우리 몸의 유황 성분

머리카락을 불에 태우면 달걀 썩는 냄새가 나는 것은 유황 성분 때문이다. 뼈, 피부, 머리카락 등에 유황 성분이 가장 많이 분포되어 있으며 나이가 들면서 머리카락의 윤기가 없어지고 피부가 쭈글쭈글 주름지며 손발톱이 각질화되는 것은 유황 성분이 현격히 결핍되어 가기 때문이다

05 항암 작용을 하는 식물의 힘

　식물에 발암의 원인이 있는 것은 사실이지만 한편으로 암 발생을 억제하는 힘을 가지고 있는 것도 있다.

　식물에 들어 있는 발암 억제 물질에는 활성 산소에 의한 산화를 방지하는 이름바 항 산화작용을 가진 것이 있다.

　항 산화물질에는 카로틴류, 폴리페놀류(polyphenol) 유황 화합물, 비타민 C · E가 있다.

　그 외에도 유전자 손상을 방지하는 작용이 있는 클로로필(엽록소)이나, 발암 유전자의 작용과 암세포의 성장을 억제하는 작용을 가진 터펀(terpene)류, 발암 물질을 체외로 배출시키는 작용을 돕고, 장 속의 유익한 세균을 증식시키는 작용을 가진 식이 섬유, 상피 세포의 점막을 정상적으로 유지하는 비타민 A가 있다.

　식물이 가진 힘이 암 예방에 지대한 효과를 미치는 것이다. 항 산화물질은 암 외에도 다양한 질병을 예방한다고 한다. 특히 심장병이나 뇌졸중의 원인이 되는 동백경화에도 영향을 미친다. 동맥경화는 유해하나 혈중 콜레스테롤인 LDL(저밀도, 저단백질 : Law-Density Lipoprotein)이 혈관벽에 축적되어 발생하는데, 이 LDL중에서도 산화한 것만이 혈관에 축적된다는 것이 밝혀졌다. 축적되는 이유는 바로 활성산소 때문이다. 온몸에 콜레스테롤을 운반하는 역할을 하는 LDL이 운반 도중, 활성산소를 만나면 전자를 빼앗겨 산화해버리고 만다. 이때 미처 운반되지 못한 콜레스테롤은 동맥의 벽에 침착되는 것 외엔 달리 방법이 없기 때문에 혈관에 축적되고 마는 것이다. 항 산화물질을 제거함으로써 산화 LDL이 생성되는 것을 방지하면 동맥경화를 예방할 수 있다.

항 산화물질의 효과에 관한 연구는 아직 걸음마 단계이긴 하지만, 앞으로 큰 기대를 모으게 될 것이다.

〈발암을 억제하는 성분〉

항 산화물질	활성 산소의 해로부터 인체를 보호하고 암 발생을 방지	레티놀, 유황화합물, 카로틴류, 비타민C, 비타민E, 폴리페놀류
기타 성분	항 산화물질 이외에도 식물성·동물성 화학 물질에 암 예방 효과	알카로이드, 인돌류, 키틴, 키토산, 클로로필, 식이 섬유, 스테롤, 셀레늄, 타우린, DHA, EPA, 철분, 터핀류, 유산균, β-클루칸, 몰리브덴, 요소 등

가. 발암 억제 물질은 이렇게 작용한다

항 산화물질은 발암물질에 의한 유전자 손상을 방지하고 활성산소를 제거하는 작용이 있어 산화를 방지하며, 손상된 유전자를 복원하는 능력을 향상시킨다.

클로로필은 유전자 손상을 방지하고, 터핀류는 발암 물질을 무독화하고 발암 유전자의 작용을 억제한다.

식이섬유는 받안 물길을 제외도 배출시켜 장 속의 유익한 세균을 증식시키며, β-클루칸은 면역력을 향상시켜 암세포를 공격한다.

나. 항산화 물질이란 어떤 것인가?

우리 몸에는 원래 활성산소에 의한 산화로부터 신체를 보호하는데 필요한 SOD 등의 산화 방지 효소(항산화 효소)가 분비되고 있다. 그러나 그것만으로는 활성 산소의 해를 완전히 막을 수 없으므로 음식물을 통해 항 산화물질을 공급해 줄 필요가 있다.

항 산화물질에는 카로틴류, 폴리페놀류, 비타민 C, 비타민 E, 유황화합물이 있다.

항 산화작용이란 활성산소의 발생을 억제하는 작용과 활성산소를 소거하는 작용, 산화에 의해 손상된 세포를 회복시키는 작용, 이 세 가지로 나누어진다.

또한 항 산화물질은 발암 억제 물질로서도 작용한다. 암 발생 과정 중 첫 번째 단계에서 발암 물질이 유전자에 침입하는 것을 방지하며, 게다가 세포로부터 발암 물질을 몰아내는 작용을 강화하여 세포의 이상 증식을 방지하고, 선천적으로 신체에 내재되어 있는 손상된 유전자를 회복시키는 힘을 강화한다.

다. 주변에서 흔히 볼 수 있는 항 산화물질

인체의 산화를 억제해 주는 항 산화물질은 우리 주변에서 흔히 볼 수 있는 식품에 들어 있다.

항 산화력이 강한 비타민 C는 키위나 딸기 등의 과일 속에 다량 함유되어 있으나 잉여분은 배설되므로 매일 섭취해야 한다.

비타민 E는 참기름, 아몬드 등에 함유되어 있다.

녹황색 채소에 들어 있는 카로틴류는 몇 가지 종류가 있는데, β-카로틴은 당근과 시금치에 많고 라이코핀(lycopene)은 토마토와 수박에 다량 함유되어 있다.

폴리페놀류도 여러 종류가 있으며 암 예방 외에 동맥경화를 예방하는 역할도 한다. 폴리페놀류는 적포도주나 녹차, 참깨 등 다양한 식품에 함유되어 있다.

유황 화합물은 유황을 함유하고 있는 화합물이며 양배추 등의 평지와 야채, 마늘이나 양파 등의 파속(屬) 야채에 함유되어 있다.

라. 주요 카로티노이드(카로틴류)와 함유 식물

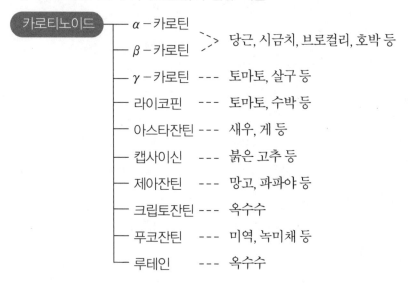

색이 진한 야채, 과일에는 특히 카로티노이드가 풍부하다.

카로티노이드를 함유한 야채나 과일의 색은 크게 녹색, 적색, 황색으로 나누어지는데, 시금치나 브로컬리 등의 녹황색 채소에는 α-카로틴과 β-카로틴이 다량 함유되어 있다. 또한 당근에는 β-카로틴이 함유되어 있고 토마토와 수박은 라이코펜을 함유하고 있다. 망고나 파파야와 같은 황색 과일에는 제아잔틴이, 호박에는 β-카로틴이 함유되어 있다. 이와 같이 각각의 색에 따라 함유되어 있는 카로티노이드(카로틴류)도 다르다. 이들은 모두 체내에서 항 산화작용을 하며, 체내로 들어오면 대사 과정을 거쳐 다양한 종류의 대사물로 전환된다.

마. 주요 유황 화합물의 함유식물

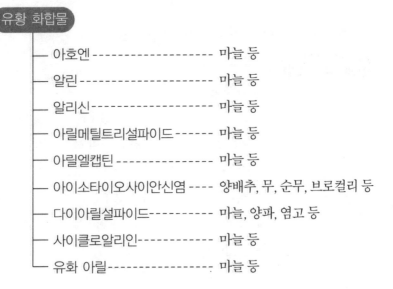

유황 화합물

아호엔	마늘 등
알린	마늘 등
알리신	마늘 등
아릴메틸트리설파이드	마늘 등
아릴엘캡틴	마늘 등
아이소타이오사이안신염	양배추, 무, 순무, 브로컬리 등
다이아릴설파이드	마늘, 양파, 염고 등
사이클로알리인	마늘 등
유화 아릴	마늘 등

바. 항암작용 · 신진대사 촉진 … '만병통치약'

마늘의 주성분은 '알리인'으로 그 자체로는 색깔이나 냄새가 없다. 하지만 '알리네이즈'라는 효소에 의해 '알리신'으로 변하면 마늘 특유의 냄새를 풍기게 되며, 다양한 약리 작용을 나타낸다.

마늘의 다양한 효과는 모두 알리신에서 비롯되는데, 피가 엉겨 붙지 않게 하고, 혈관을 확장시켜 혈액 순환이 잘 되게 하고, 혈압을 낮춰주며, 콜레스테롤을 분해해서 동맥경화나 심장병을 예방하며, 인슐린 분비를 촉진해 혈당을 낮춰주며, 위액 분비를 촉진시켜 소화를 잘 되게 하며, 위암을 일으키는 '헬리코박터 파이로리균'을 죽여 위암을 예방하는 효과 등이 밝혀져 있다.

또 하나의 중요한 성분은 유기황화합물의 일종인 '다이알릴 다이설파이드'. 이 성분은 유방암과 전립선암 세포를 억제하는 항암 작용이 있으며, 뇌 세포 손상을 억제하고, 치매를 예방하는 효과도 있다.

마늘 속의 '게르마늄' 성분은 산소 운반을 도와 지구력을 높여주고, 쌀밥을 많이 먹는 사람들에게 특히 부족하기 쉬운 비타민 B_1을 충분히 흡수하게 도와줘 신진대사를 활발하게 한다.

마늘에는 설레늄과 황 성분도 다른 야채보다 많이 들어 있다.

설레늄은 최근 항노화 효과로 주목받고 있는 미네랄. 셀레늄과 황은 항암 작용이 있으며, 수은, 납 같은 유독 물질을 배설시키고 혈관 벽을 청소해 주는 작용이 있어 모세혈관까지 피가 잘 흐르게 도와주므로, 마늘은 혈압이 높은 사람에게 좋은 음식이다.

『본초강목』에 따르면, 마늘은 장을 튼튼하게 하며, 식욕을 돋우고, 변비를 치료하며, 몸을 따뜻하게 한다. 뿐만 아니라 혈압을 낮춰주고 정신을 안정시키며 신경통을 치료하는 효과가 있다고 전한다. 마늘의 이런 다양한 효능 때문에 자양·강장의 목적으로 마늘 가루를 복용하며, 감기가 걸리면 마늘로 양치질을, 아토피성 피부염엔 마늘 목욕을 하고, 신경통이나 근육통엔 마늘 습포를 붙이며, 마늘 팩으로 피부를 가꾸는가 하면, 무좀엔 마늘 즙을 바르기도 한다.

한방에서는 마늘을 날것으로 먹으면 심장의 기운을 돕고, 혈압을 낮춰준다고 한다. 또 구워 먹으면 소화기능과 식욕을 촉진시키며, 장에 재워 먹으면 아랫배가 찬 사람에게 좋고, 생식 기능을 왕성하게 하는데 도움이 된다.

※ 약리학적 효과
① 항혈전 작용, 혈관확장 작용, 혈압강하 작용, 콜레스테롤 분해 작용을 하여 심근경색, 뇌졸중 등 순환기 질환을 예방한다.
② 인슐린 분비 촉진 작용으로 당뇨병 예방 및 치료에 도움이 된다.
③ 헬리코박터 파이로균 살균으로위염 및 위암을 예방한다.
④ 항암 작용으로 유방암, 전립선암, 방광암 예방 및 치료에 효과가 있다.

※ 한방적 효과
강장, 강정, 정장 효과
식욕부진, 변비, 보온, 항균, 정신안정, 이뇨, 혈압강하, 신경통 효과

사. 폴리페놀은 종류도 작용도 다양하다.
폴리페놀이란 녹색 식물이 광합성 작용을 할 때 생성된 당분의 일부가 변화한 것이다. 강력한 항 산화력을 가진 폴리페놀은 활성산소의 공격에 약한 세포막에서 항 산화작용을 발휘하여 산화를 억제한다. 폴리페놀에는 여러 종류가 있으며, 저마다 암 예방을 비롯한 몇 가지 효능을 갖고 있다.

폴리페놀

- 안토시아닌 ------------------------ 가지, 적포도주 등
- 아이소휴물론 ---------------------- 맥주 등
- 아이소플라본 ---------------------- 대두 등
- 카테킨
  - 에피카테킨 ------------- 녹차 등
  - 에피갈로카테킨갈레이트 --- 녹차 등
  - 엘라그산 --------------- 유칼리 등
- 탄닌 ------------------------------ 녹차, 커피 등
- 카카오마스폴리페놀 -------------- 코코아
- 쿠루쿠민 -------------------------- 카레가루 등
- 클로로겐산 ----------------------- 커피
- 퀘르세틴 -------------------------- 양파, 사과 등
- 사포닌 ---------------------------- 대두 등
- 시네올 ---------------------------- 생강
- 세서미놀 -------------------------- 참깨
- 테아플라빈 ----------------------- 홍차 등
- 루틴 ------------------------------ 메밀 국수 등

아. 항암 효과가 기대되는 식물

상단에 위치하는 식물일수록 항암 작용이 크다

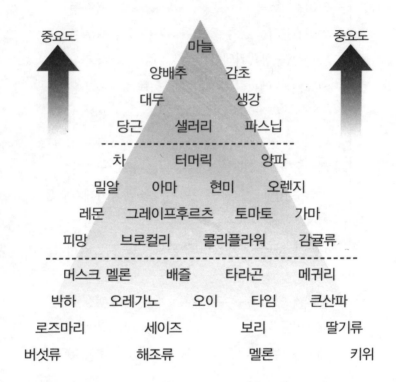

중요도 →

마늘

양배추   감초

대두   생강

당근   샐러리   파스닙

- -

차   터머릭   양파

밀알   아마   현미   오렌지

레몬   그레이프후르츠   토마토   가마

피망   브로컬리   콜리플라워   감귤류

- -

머스크 멜론   배즐   타라곤   메귀리

박하   오레가노   오이   타임   큰산파

로즈마리   세이즈   보리   딸기류

버섯류   해조류   멜론   키위

3장

대체의학으로 암을 이긴다

병이 났으면 그 병은 육체의 병이지 마음의 병은 아니다. 성한 다리가 절룩거리면 그것은 어디까지나 다리에 생긴 고장이지 마음의 고장은 아닌 것이다. 이 한계를 분명히 안다면 마음의 평화를 지킬 수 있을 것이다. 병이 났다고 해서 마음의 건강까지 해치지 말아야 한다. 마음의 건강을 잃지 않으면, 육체의 건강도 빠르게 회복할 수 있다.

– C. 힐티

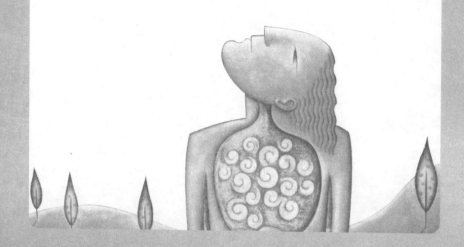

대체의학이란 무엇인가?

대체의학(Alternative medicine)이란 정통의학, 제도권의학(Orthodox medicine)을 대신한다는 의미로 만들어진 말인데, 다른 명칭으로는 정통 의학의 어떤 부분을 보충해 준다는 의미로 '보완의학(Complementary medicine)', 서구적 전통의학, 또는 주류 의학(Conventional medicine)에 대비되기 때문에 '비전통 의학(비주류 의학, Unconventional medicine)', 제3의학(Third line medicine)이라고도 한다. 그리고 사람의 전체를 보면서 치료하기 때문에 '전인 의학(全人醫學, Wholistic or Holistic medicine)'이라고도 하며, 인간의 질병을 자연의 치유 능력에 맞추어 조율해 주고 복원시켜주는 의학이라는 의미로 '자연의학(Natural medicine)'이라고도 불린다.

어느 것으로 불리든 모두 의의있는 명칭들이며 어느 관점을 중요시 하느냐에 따라 적절히 불릴 수 있으나 최근 미국 국립의료원 산하 보완 대체의학 연구소의 공식 명칭은 '보완대체의학(CAM, Complementary and Alternative Medicine)'이라고 규정하고 있다.

이렇게 대체의학의 정의가 다양하지만 대체로 인체를 종합적이고 전인적인 방법으로 살펴서 질병을 예방하고 치유하고자 하는 의학이 한 분야로 보는 것이 타당하며, 미국 국립 보완대체의학 연구소에서는 '다양한 범위의 치료 철학, 접근 방식, 치료법들을 포괄하는 것으로 의과대학이나 병원에서 일반적으로 교육하거나 사용하지 않고, 의료보험을 통해 수가가 지급되지 않는 치료나 진료 행위'라고 정의 내리고 있다.

지금까지의 서양의학(Western medicine), 또는 정통의학은 서양철학과 과학 문명의 발전에 기초를 두어 분석적이고 합리적인 방식과 사고로 의학을 발전시켜 왔으며 인간의 질병을 다루어 왔다. 이러한 지금까지의 정통의학, 또는 제도권 의학(Orthodox medicine)은 인류를 질병에서 어느 정도 해방시켜 주었으나 수많은 노력에도 불구하고 분석적이고 합리적인 학문적 사고방식은 인체를 지나치게 세분화하여 인체에 대한 전체적인 접근의 중요성을 상실하게 하였으며 기계와 화학약품에 대한 의존비율을 지나치게 높여 의료비를 높이고 인체 부작용을 심화시킴과 아울러 의료의 비인간화 및 치료방법에 대하여 사고의 기계적 고착화를 불러 더 나은 치유를 기대하는 사람들에게 걸림돌로 작용하고 있는 실정이다.

인간의 질병을 다루는 의학은 종합적이고 전인적인 접근 방식이 적용되어야 완전한 건강을 되찾을 수 있다는 관점의 치유(care) 개념이 최근 중요한 문제로 제기되면서 다양한 건강 증진(healthcare) 및 치료(treatment) 방식이 대두되었고, 널리 연구되어지고 있다.

보완대체의학은 바로 인간을 전인적인 관점에서 바라보면서 건강을 증진시키고 질병을 예방하며 치료하고 후유증을 최소화하고자 하는 의학으로서, 현대의료의 큰 축을 담당했던 기존의학과 더불어 또 다른 한 축을 담당하게 될 것이다. 실제 대체의학에서 사용되는 많은 방법들 중에서는 치료 효과가 뛰어난 것들이 많이 있다. 이러한 것들이 아직 증명되지 않았거나 이상하다고 해서 묻혀지는 경우가 있어서도 안되며, 무시되어서도 안 된다. 오히려 적극 발굴하고 연구하여 쓸모있는 의학의 한 분야로 발전시켜 나가야 하는 것이 올바른 길이라고 본다.

실제로 동양에서 예로부터 많이 이용되는 '침구학'은 이제 그 효용성이 인정되어 세계적으로 널리 이용되고 있고 침을 이용한 다양한 치료 방법들이 개발되고 있다. 약초를 이용한 치료제들도 많이 개발되어 치료 상품으로 나왔는데, 예를 들면 마늘은 암예방 및 치료에 유용하다는 것이 이미 세계적인 논문으로 증명되었고, 은행나무 잎에서 추출한 성분은 혈액을 맑게 하며, 유럽과 서아시아 등이 원산지인 세인트존스워트는 유럽 등지에서 가벼운 우울증 등에 널리 이용되고 있는 것처럼 오랜 옛날부터, 혹은 대체의학적인 약초요법에서 쓰고 있는 것들이 실제 그 효능이 밝혀져서 정통의학의 분야에서도 많이 이용되고 있는 것이다. 그외 '아로마 요법', '카이로프랙틱', '생약 요법' 등 수많은 대체의학적 방법들이 세상 밖으로 나와서 그 역할들을 해내고 있는 것을 보면 대체의학은 의학적 진단 및 치료에 적극 이용되어야 하며, 심도있게 연구되어져야 한다.

여기서 주의할 점은 대체의학도 엄격히 의학의 한 범주로 들어간다는 것이다. 단순히 요법 차원이 아니라 실제 효능이 있고, 앞으로 그 기전 및 구체성을 획득해 나가야 한다는 의미에서라도 기존 의학과 어깨를 나란히 해서 발전해야 한다. 구별해야 할 것은 '민간요법'이 오랫동안 민간에서 전해 내려오는 치료법을 말하는 것으로 학문적 토대와 과학적 검증이 이루어지지 않은 것을 말하는데 대체의학과는 구분이 되어야 한다. 반면 대체의학, 또는 보완대체의학은 아직 완전히 검증되지는 않았지만 과학적 연구를 통해서 학문적 토대를 쌓아나가는 의학이 한 범주인 것이나.

이러한 대체의학도 최근에 생긴 것이 아니라, 역사적으로 생성 및 발전을 거듭하여 왔다. 한때는 주류 의학이던 적도 있었다. 기원전부터 침술(고대 중국), 요가(인도), 지압(일본), 약초 요법(중국, 이집트), 마사지(중국, 일본, 이집트, 아프리카), 수치료법, 명상 등이 널리 이용되던 의술이었고, 현재까지 그 명맥을 유지하고 있다. 18세기에 최면 요법, 동종 요법, 19세기에 자연 요법, 정골 요법, 카이로프랙틱, 알렉산더 요법, 20세기에 원거리 치료법, 향기 요법, 반사 요법, 자기암시법, 생체 되먹이 기법, 꽃 요법, 롤핑 요법, 응용 운동학, 건강을 위한 접촉 등이 차례로 등장하여 발전해 왔다. 이렇게 발전해온 중요한 이유는 현대의학의 한계를 극복하려는 의지와 동양사상의 전파, 유럽의 녹색운동, 포스트모더니즘 등의 영향이 컸다. 이들 경향은 한결같이 인간을 부속이 아닌 전체로 보려는 의지를 담고 있으며 여러 가지 자연적인 접근 방식을 동원하여 질병을 치유하려는 대체의학의 발전에 철학적 바탕을 제공하였던 것이다.

대체의학의 특징은 다음과 같다.
▶ 자연의 치유력을 이용한다.
▶ 결과보다 원인 및 그의 해결을 중요시한다.
▶ 무엇보다 인체에 해가 없어야 한다.
▶ 질병보다 질병에 걸린 사람을 본다.
▶ 의사는 다만 치유의 조력자다.
▶ 예방이 최선의 치유법이다.

대체의학의 치료법
_식이요법(食餌療法, Diet Therapy)

   인간의 수명을 연장시키고 건강하게 살게 해주는 기본은 바로 식생활에 달려 있다. 어린 적 버른 여든까지 간다는 속담처럼 잘못 길들여진 식습관은 우리 몸의 균형을 파괴시켜 질병을 불러온다. 한국인의 주요 사망 원인이 되는 질병들, 즉 동맥경화, 심장병, 당뇨병, 그리고 여러 가지 암들의 발병률이 점차 높아지는 것은 바로 잘못된 식습관에서 비롯되는 것이다.

   특히 인간의 수명이 길어지면서 점차 늘어나는 것이 암환자들이고, 암을 극복하기 위한 노력은 각지에서 이루어지고 있다.

   죽음의 늪으로 몰아내는 암을 극복하는 치료법으로 이제 대체의학이 활발하게 진행되고 있다.

   대체의학의 치료법으로 여러 가지가 있는데, 그중 식이요법은 우리 식생활을 개선시켜 질병이 발붙이지 못하게 환경을 만들어주는 대체의학이다.

   "내가 먹은 것이 바로 나다(I am what I eat)."이라는 말이 있다. 내 몸은 바로 내가 먹은 것에 의해 만들어진다는 뜻이다.

   나의 몸이 지니고 있는 성분들은 몇 달 또는 늦어도 일년 인에 대부분이 몸 밖으로 빠져나가고 새로운 성분들로 대체가 된다. 따라서 내가 먹은 음식물들이 나의 새 몸을 구성한다는 것이다.

"무엇을 먹을 것인가?"

"어떻게 먹을 것인가?"

"언제 먹을 것인가?"

이것을 올바르게 시행하여 건강을 유지하고 질병이 발붙이지 못하게 환경을 만들어주고 나아가 치료 효과를 거두는 방법이 식이요법이다.

식이요법의 종류를 살펴보면 다음과 같다.

1. 생채식 : 채소를 많이 먹고, 육식은 먹지 않는다.

2. 물 : 물은 꼭 생수를 먹도록 한다.

3. 조미료 : 인공화학조미료는 사용하지 않고 직접 만들어 사용한다.

4. 구운소금 : 소금은 반드시 구운 소금을 먹는다.

5. 과일 : 과일은 하늘이 준 천연식품이다. 껍질째 먹으면 더 좋다.

6. 약차 : 약차는 먹기 좋고 흡수력이 빨라 기본적으로 복용한다.

7. 곡물 : 흰 쌀밥은 가까이 하지 말고 현미를 비롯한 곡물을 많이 먹는다.

8. 산야초 : 산에서 나는 약초의 종류와 활용 방법을 알고 식생활에 활용한다.

10. 기타 항암식품들 : 주위에 흔한 콩을 비롯한 많은 항암식품들을 활용한다.

_명상요법(冥想療法, Transcendental Meditation)

마음을 자연스럽게 안으로 모아서 내면의 자아를 확립하거나 종교 수행을 위한 정신집중을 통털어 '명상'이라고 한다. 모든 생각과 의식의 기초는 고요한 내면의식이며, 명상을 통하여 순수한 내면의식으로 자연스럽게 몰입하게 된다.

이런 명상은 오래 전부터 우리 생활 속에서 하나의 의식으로 자리잡기도 하고, 종교적인 의식으로 뿌리내리기도 했으며, 이제는 현대의학의 한 방법으로 질병을 치유하는 대체의학으로 활용되고 있다.

명상은 단순한 감상이나 사색의 과정도 아니고 또한 백일몽이나 휴양도 아니다. 명상이 언제부터 시작되었는지 살펴보려면 수천 년 전으로 거슬러 올라간다. 그러나 이러한 명상의 임상적인 효과와 과학적인 연구는 그리 오래 되지 않는다.

1960년대 정신과 몸을 조절하는 인도의 요가와 명상의 대가에 대해 알려지면서 비로소 서양의 관심을 끌기 시작하였다.

스트레스와 연관된 질환의 약물치료에 대해 뭔가 불충분하고 여러 가지 부작용이 생기자 이에 불만족스러웠던 의사들은 명상을 스트레스를 조절하는 유용한 도구로 인식하기 시작하였고, 이제는 의사와 환자 모두가 정기적인 명상을 사연스럽게 사용하기 시작하였다.

물리학에 의하면 명상은 신경조직을 평온하게 하고, 심장박동을 감속시키고, 호흡률을 낮추며, 혈압과 신진대사를 원활하게 해준다고 한다. 이러한 까닭에 명상은 조직적인 기초가 없는 긴장과 관련된 질병들의 예방과 치료에 매우 효과가 있다. 예를 들면 병적인 공포증과 신경성 긴장, 고혈압과 정신적인 불안 증상 모두 명상에 의해 성공적으로 치료되었다.

또한 여러 형태의 두통이나 만성적인 통증, 불면증도 개선되어 왔으며 약물 중독과 알콜 중독을 치료하는 데도 널리 사용되고 있다.

명상을 할 때는 규칙적이고 일관성 있게 하는 것이 가장 중요하다.

명상을 하려면 반드시 10~20분 정도의 시간이 필요하며, 아침, 저녁에 한 번씩 피곤하지 않은 상태에서 해야 하고, 식후나 졸음이 올 수 있는 시간은 피해야 한다.

명상을 할 때는 어느 것에도 방해받지 않을 조용하고 편안한 장소에서 해야 하며, 명상을 방해할 환경을 만들지 말아야 하는데, 전화기 특히 핸드폰은 꺼 놓는다.

명상할 때의 자세는 똑바로 몸을 세워 편안하게 앉을 수 있는 자세인데, 등과 머리가 똑바로 세워진 자세가 좋다. 마룻바닥이나 방석 위 또는 등받이 의자도 좋다. 졸음이 오게 하는 푹신한 의자는 피해야 하며, 앉는 자세는 졸음을 없애주거나 정신을 집중하는데 도움을 줄 수 있어야 하지만, 너무 긴장하지 말아야 한다.

명상을 하는 방법을 보면 깊은 호흡을 하면서 서서히 긴장을 풀어준다. 혹시 다른 여러 가지 생각들이 명상하는 것을 힘들게 한다면, 그 생각을 떨쳐버려라. 그후 정신과 마음이 편안해졌다면 이제 명상의 세계로 들어가게 된다.

대체의학의 치료법
_온열요법 (溫熱療法, Thermotherapy) 04

온열요법은 온열을 이용하여 치료 효과를 높이는 대체의학이다. 온열요법이 의학계에 등장하는 것은 오래 전부터 살펴볼 수 있는데, 기원전 400년 히포크라테스의 기술에도 등장하는데, 최초의 과학적인 분석은 독일 의사인 부쉬가 1866년 목에 육종이 있는 환자가 고열이 있은 후 종양이 없어진 것을 기술하고 있다. 그후 1960년대에 쥐의 세포로 고온이 정상과 악성 세포에 어떤 영향을 미치는지 시험한 후 암세포가 열에 더 약하다고 보았으나, 이후 실험에서는 열에 의한 반응도의 차이가 거의 없거나 미약한 것으로 나타나기도 했다.

온열요법을 하면 말초혈액 순환이 나아지고, 신진대사가 촉진되며, 진통, 근육긴장이 낮아지고, 관절류머티즘, 신경통, 근육통, 그 밖의 만성염증이나 피로회복 등에 좋다.

열치료는 방사선이나 항암제의 효과를 높이기 위하여 몸의 일부분이나 전부를 고온에 노출시키는 것인데, 일반적인 암 치료 방법에 속하지는 않지만 국소적인 온열요법은 일부 암 치료에 이용되고 있다. 전신온열요법은 현재 시험적인 단계이며 치료 목적 이외의 사용이나 장점에 대한 평가는 아직 결론을 내리기 힘든 단계이다.

그러나 국소적인 온열 요법이 방사선이나 항암제의 치료 효과를 높여

주고 암이 자라는 것을 막을 수 있다고 알려져 있으며, 암이 있는 부위의 혈류를 증가시켜서 일반적인 치료에 더 잘 반응하게 한다. 일부에서는 몸에서 열이 나면 병과 싸우는 힘이 강해지는 것과 같은 이치로 질병이 생기는 원인을 찾아 감소시키므로 방사선이나 항암제를 줄일 수 있고, 대체도 가능하다고 한다.

온열치료 방법은 국소요법, 지역요법, 전신요법으로 나눌 수 있다.

국소요법은 종양이 있는 부위에 직접 열을 가하고, 고주파를 쏘이거나, 멸균된 침(전극)을 삽입하여 여기에 열을 가하는 것이다.

지역요법은 한 장기나 사지의 일부, 예를 들어 무릎 아래에 적용하는 것이며, 관류법은 환자의 혈액을 꺼내서 열을 가한 후 원하는 부위에 다시 집어넣는 것이다.

전신요법은 전이성 암환자를 열 치료 튜브나 담요에 넣고 열을 가하는 것이다.

현재 의학계에서는 온열요법을 항암제 중 멜파란과 전신온열요법을 같이 사용하면 효과가 좋다고 하며 계속 연구가 진행되고 있다. 미국 국립 암연구소는 말기 흑색종, 육종, 전이성암 및 재발성 림프종에서 진신 온열요법과 항암제의 병용치료에 관한 연구 중이다.

대체의학의 치료법
_반사요법 (反射療法, Reflexology)

05

반사요법은 마사지나 지압술, 또는 열자극을 가하여 국소뿐만 아니라 온몸의 건강을 증진시킨다는 이론을 바탕으로 한 요법으로 요즘 대체의학으로 널리 알려져 있다.

인체의 특정한 부위에는 외부 자극에 특별히 예민하고 그 부위를 자극하면 체내의 다른 부위에 반사반응을 일으킨다는 이론을 바탕으로 하고 있다.

중국에서는 5000년 전부터 반사요법이 이용되어 왔으며, 이집트의 프레스코 벽화에도 이 반사요법이 그림으로 묘사되어 있다. 고대 인도에서도 비슷한 기법이 사용되었다고 전해지며 후대에는 아메리칸 인디언들이 이 기법을 이용했다.

서구에서는 20세기 초 미국의 내과의사 윌리엄 피츠제럴드(William Fitzgerald) 박사가 머리에서 손가락 끝 그리고 발가락까지 통하는 10개의 연결지대의 존재를 발견한 데서 그 기원이 이루어지고 있다. 발에 가장 많이 활용되기 때문에 발반사요법(foot reflexology)이라고도 한다.

반사점들은 손과 발에서 인체지도를 형성하는 방식으로 배열되어 있는데, 왼발은 몸의 오른쪽과 관련이 있고, 오른발은 몸의 왼쪽과 관련이 있다. 치료할 때 전문 반사학자들은 단지 자신의 손과 발을 사용하며, 고통이나 해를 줄 수 있는 마사지 도구는 사용하지 않는다. 전체적인 기법은 특수훈련 세미나에서만 교육받을 수 있지만, 일부는 주의해서 행한다면 초보자라도 매우 안전하게 행할 수 있다.

반사요법의 효과는 이완상태를 유도하는 것뿐만 아니라 임파선과 혈액순환을 원활하게 하여, 등의 통증, 편두통, 피로회복, 월경 전 증후군, 소화불량에 이르기까지 광범위한 질병에 효과가 있다.